JN165390

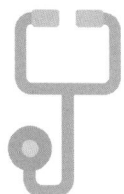
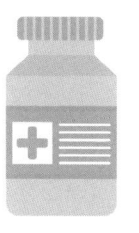
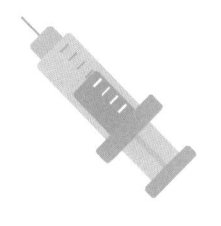

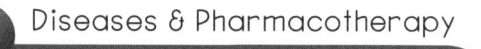

Diseases & Pharmacotherapy

病気と薬物療法

呼吸器疾患
免疫疾患

厚田 幸一郎［監修］

伊東 明彦・尾鳥 勝也［共編］

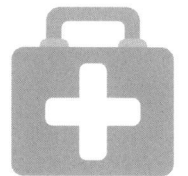
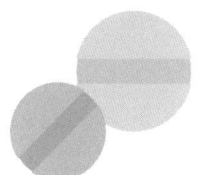
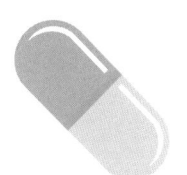

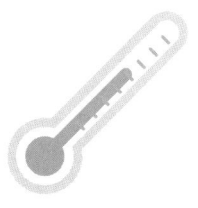
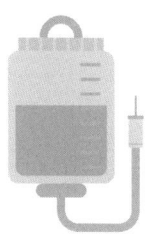
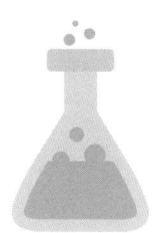

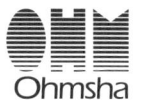

「病気と薬物療法 呼吸器疾患／免疫疾患」
監修者・編者・執筆者一覧

監修者 厚田幸一郎 （北里大学薬学部）
編　者 伊東　明彦 （明治薬科大学薬学部）
　　　　尾鳥　勝也 （北里大学薬学部）
執筆者 伊東　明彦 （明治薬科大学薬学部）
　　　　尾鳥　勝也 （北里大学薬学部）
　　　　佐野　和美 （明治薬科大学薬学部）
　　　　友田　明子 （北里大学病院薬剤部）
　　　　若杉　昌輝 （北里大学薬学部）

本書を発行するにあたって，内容に誤りのないようできる限りの注意を払いましたが，本書の内容を適用した結果生じたこと，また，適用できなかった結果について，著者，出版社とも一切の責任を負いませんのでご了承ください．

　本書は，「著作権法」によって，著作権等の権利が保護されている著作物です．本書の複製権・翻訳権・上映権・譲渡権・公衆送信権（送信可能化権を含む）は著作権者が保有しています．本書の全部または一部につき，無断で転載，複写複製，電子的装置への入力等をされると，著作権等の権利侵害となる場合があります．また，代行業者等の第三者によるスキャンやデジタル化は，たとえ個人や家庭内での利用であっても著作権法上認められておりませんので，ご注意ください．

　本書の無断複写は，著作権法上の制限事項を除き，禁じられています．本書の複写複製を希望される場合は，そのつど事前に下記へ連絡して許諾を得てください．

（社）出版者著作権管理機構
（電話 03-3513-6969，FAX 03-3513-6979，e-mail: info@jcopy.or.jp）

JCOPY ＜（社）出版者著作権管理機構 委託出版物＞

監修のことば

　1988 年に薬剤管理指導料（当初の名称は入院技術基本料：いわゆる 100 点業務）が導入され，病院薬剤師による入院患者への服薬指導に診療報酬が付与された．さらに，1992 年には，調剤報酬に薬剤服用歴管理料が導入され，医薬分業が大きく推進されるようになった．それからおよそ四半世紀を経た 2012 年には，全病棟に専任の薬剤師を配置することを条件に病棟薬剤業務実施加算が導入され，さらに，2016 年には，特定集中治療室などへの専任薬剤師の配置に対して病棟薬剤業務実施加算 2 が，また，薬局では，「かかりつけ薬剤師制度」が導入されることとなった．

　この 25 年間で薬剤師業務は，調剤中心から患者や医療スタッフと向き合うスタイルへと変革した．これにより「薬剤師として求められるもの」は，医療人としての高い資質をもち，臨床能力を活用してチーム医療の現場で医師，看護師などと協力し合うことができ，また地域医療において薬の安全・適正使用に責任をもって対処できる資質へと変容した．

　一方，薬剤師養成のための薬学教育は 6 年制へ移行されて，10 年以上が経過する．その間，コアカリキュラム内容の見直しが検討され，2015 年度に「薬学教育モデル・新コアカリキュラム」が施行された．

　本書は薬学教育モデル・新コアカリキュラムの「薬剤師として求められる基本的な資質」として挙げられた 10 項目のうち，「薬物療法における実践的能力」の資質を身につけるための成書として，薬学生および病院・薬局薬剤師にわかりやすくかつ質の高い内容を提供することを目的として企画された．本書の特徴を箇条書きにした．

　①関連する疾患ごとの巻構成としている．

　②各巻で扱う疾患は「薬学教育モデル・新コアカリキュラム」に準拠している．

　③各疾患の解説の流れは「学習のポイント」⇒「概要」⇒「臨床症状」⇒「診断」⇒「治療薬」⇒「治療法」⇒「薬物療法」⇒「服薬指導」としている．

　④「治療法」の解説のなかで，「処方例」や「処方解説（評価のポイント）」という項目を設け，臨床的内容を厚くしている．

　⑤見開きページの右端に，書き込みができるようなサイドノートを設けている．

　多忙な薬剤師業務・教育・研究の合間を縫ってご編集・ご執筆いただいた方々に心より御礼を申し上げたい．また，本書の発行にあたり，ご協力いただいたオーム社をはじめ関係の方々に，心より御礼を申し上げる．

　医療現場と薬学教育，両者が緊密に連携をとり，乖離せずに同じ方向性を見つめ，将来にわたって社会の要請にこたえることのできる薬剤師を輩出，育成していくことを祈念している．

2018 年 1 月

厚田　幸一郎

目　　　次

呼吸器疾患 編

Chapter 1　気管支喘息 ……………………………………………（佐野和美）　2

Chapter 2　慢性閉塞性肺疾患 ……………………………………（伊東明彦）　32

Chapter 3　ニコチン依存症 ………………………………………（伊東明彦）　46

Chapter 4　間質性肺炎 ……………………………………………（伊東明彦）　53

免疫疾患 編

Chapter 1　消化管アレルギー ……………………………………（若杉昌輝）　62

Chapter 2　アナフィラキシーショック …………………………（若杉昌輝）　70

Chapter 3　全身性自己免疫疾患 …………………………………（尾鳥勝也）　78

　　　　　　3.1　全身性エリテマトーデス ……………………………………　79

　　　　　　3.2　強皮症 ………………………………………………………………　91

　　　　　　3.3　多発筋炎，皮膚筋炎 ………………………………………………　98

Chapter 4	臓器特異的自己免疫疾患 ……………………………………	（尾鳥勝也）	104
	4.1　多発性硬化症 …………………………………………		104
	4.2　特発性血小板減少性紫斑病 …………………………		113
	4.3　シェーグレン症候群 …………………………………		121
Chapter 5	ベーチェット病 ……………………………………………	（尾鳥勝也）	129
Chapter 6	移植医療 ……………………………………………………	（友田明子）	139
	6.1　臓器移植における拒絶反応・移植片対宿主病 ………		144

| 参考文献一覧 ……………………………………………………… | 162 |
| 索引　……………………………………………………………… | 164 |

本書の構成ガイド

各節の冒頭には、「学習のポイント」として、その疾患の 主な臨床症状 主な治療薬 などを簡条書きでまとめています.

本文の解説では、「概要（疾患の定義や病態、疫学など）」から、「臨床症状」「診断」「治療（疾患の治療方針や薬物療法以外の治療法の概説）」「薬物療法」「服薬指導」までを丁寧に解説しています.

側注では、Word で本文中にでてくる英略語の正式名称などを記載しています、注1、注2… で本文の内容の補足的な内容などを解説しています.

商品名 として、処方例のそばに医薬品の一般名と商品名を併記しています.

「服薬指導」では、科学的なエビデンスをもとに、具体的にどのように情報提供・注意喚起すべきかをわかりやすく解説しています.

「処方解説」では処方例の「処方目的」や「禁忌症・併用禁忌」「効果・副作用のモニタリングポイント」について解説しています. また、その側注には、「処方解説」に関連した注意事項などを ▶▶▶留意事項 としてポイントをまとめています.

Chapter 2
アナフィラキシー

学習のポイント

主な臨床症状
1. 皮膚・粘膜症状：全身の発疹、痒疹、紅斑、浮腫
2. 呼吸器症状：呼吸困難、気道浮腫、嗄声、低酸素血症
3. 循環器症状：血圧低下、頻脈、意識障害
4. 持続する消化器症状：腹部疝痛、嘔吐

主な治療薬
1. 救急処置
   1）アドレナリン
2. 対症療法
   1）H1受容体拮抗薬（クロ... ンヒドラミン、セチリ...
   2）β2受容体刺激薬（サル...
   3）副腎皮質ステロイド薬（ヒドロコルチゾン、メチルプレドニゾロン、プレドニゾン）、PAF

概要

1902年、Charles Richet と...

臨床症状

❶ 症状

Chapter 2 アナフィラキシーショック

薬物療法

❶ アドレナリン自己注射

第3者への指導

呼吸器疾患編

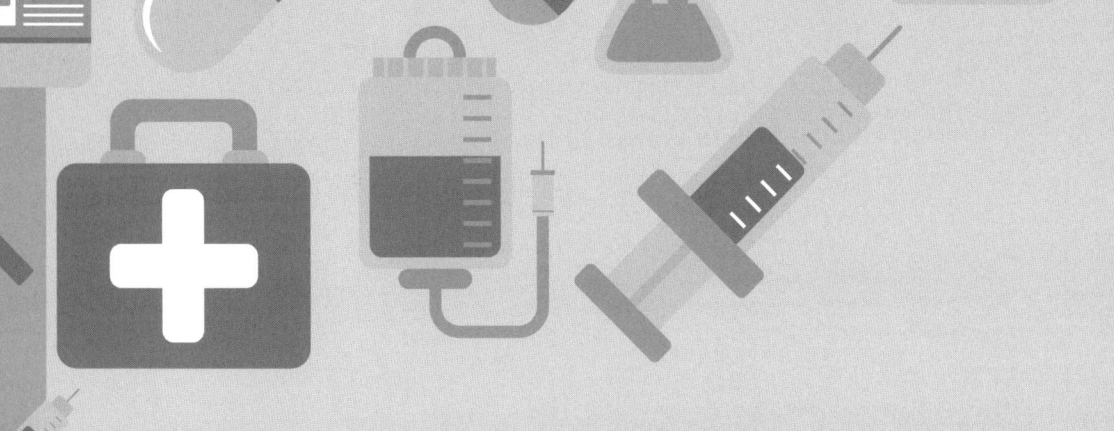

Chapter 1

気管支喘息

学習のポイント

主な臨床症状

発作性の呼吸器症状とその反復性，可逆性の気流制限，気道過敏性，アトピー素因[注1]，好酸球性気道炎症[注2]

主な臨床検査値

1 気道炎症の評価（好酸球炎症と判断される基準）
  1）血液・喀痰中の好酸球比率：3％以上に上昇
  2）呼気中一酸化窒素濃度（FeNO）：未治療の喘息では上昇，カットオフ値は 37 ppb
2 気道過敏性の評価：気道過敏性検査（気管支収縮薬による誘発試験）：1 秒量低下，呼吸抵抗増大
3 アレルギーの評価
  1）プリックテストや皮内テストによるアレルゲン特定
  2）特異的 IgE 抗体測定：ダニ，ハウスダスト，ペット類，アスペルギルスなど
4 呼吸機能の評価
  1）スパイロメトリー（気流閉塞状態の把握）
    ・全肺気量，肺活量，最大呼気量などの基本項目
    ・フローボリューム曲線：拘束性障害パターン
    ・努力呼出曲線（努力肺活量，1 秒量，1 秒率）：いずれも低下
  2）ピークフローメーターによるピークフロー測定（PEF）
    ・要注意：日内変動 20％以上，自己最高値の 50～80％　　　要警戒：50％以下
  3）気道可逆性検査：β 受容体刺激薬下，1 秒率 12％ 以上増加，絶対量 200 mL 以上増加

主な治療薬

1 気管支拡張薬
  1）交感神経 β_2 受容体刺激薬
    ・長時間作用型（吸入）β_2 受容体刺激薬（吸入 LABA）〈サルメテロール（吸入）など〉
    ・短時間作用型（吸入）β_2 受容体刺激薬（吸入 SABA）〈サルブタモールなど〉
    ・長時間作用型 β_2 受容体刺激薬〈ツロブテロール（貼付）〉
  2）テオフィリン製剤〈テオフィリン（徐放製剤），アミノフィリン（注射）など〉
  3）副交感神経遮断薬：長時間作用型抗コリン薬（吸入 LAMA）〈チオトロピウム，イプラトロピウムなど〉

2 副腎皮質ステロイド薬〈ベクロメタゾン，フルチカゾン，ブデソニドなど〉
3 ロイコトリエン受容体拮抗薬（LTRA）〈プランルカスト，モンテルカストなど〉
4 ロイコトリエン受容体拮抗薬以外の抗アレルギー薬
  1）クロモグリク酸（DSCG）
  2）トロンボキサン A_2（TXA_2）阻害薬〈オザグレル，セラトロダストなど〉
  3）抗 IgE 抗体製剤〈オマリズマブ〉
  4）ヒスタミン H_1 受容体拮抗薬〈アゼラスチンなど〉
  5）Th2 サイトカイン阻害薬〈スプラタストなど〉

概要

　気管支喘息（asthma；以降，一部「喘息」）とは，気道の慢性炎症の病気で，気道の炎症が気道過敏症亢進，気道狭窄，喘息症状（喘鳴，息切れ，咳など）を引き起こす**可逆性**の**閉塞性**呼吸器疾患である．

注1：種々の環境アレルゲンに対する特異的 IgE 抗体をもつ患者はアトピー型喘息と考えられる．
注2：死に至る「大発作」が起こる可能性を意識する必要がある．

● 疫学 ●

有症率は，で小児8〜14%（ISAAC），成人9〜10%（ECRHS）と報告されている．小児では，低年齢（乳幼児）成人では高齢者の有症率が高い．発症における男女差は，小児では男児：女児＝1.4：1，成人では男性：女性＝0.8：1程度である．成人では高齢者の男性比率が低いことを考えるとほぼ同程度と考えられる．

多くの場合，感冒などの感染症を引き金として気管支が炎症を起こし（気道炎症），粘膜が障害を受け，神経が露出することにより気道が過敏になる（気道過敏症の発症）．この状態で特定の刺激因子（温度変化，煙刺激，アレルゲン刺激など）により気道が過剰な反応，すなわち気道狭窄（気流制限）を起こした状態が喘息発作である．

この発作により，気管支の炎症が悪化し過敏症が亢進し，次の発作を誘発する（発作・炎症の繰り返し）．こうして成立した不可逆的な気道狭窄の状態をリモデリングと呼ぶ（図1）．

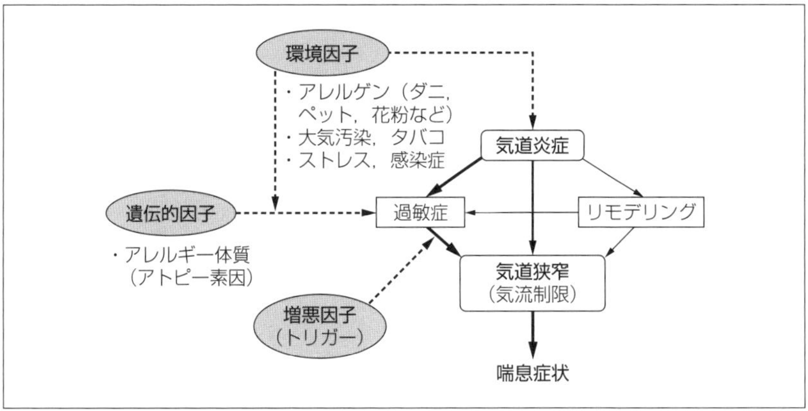

図1　気管支喘息発症のメカニズム

気道炎症には，好酸球，好中球，リンパ球，マスト細胞などの炎症細胞，加えて，気道上皮細胞，線維芽細胞，気道平滑筋細胞などの気道構成細胞および種々の液性因子が関与する．

● 呼吸障害に関する病態 ●

■ 気流制限

気流制限発症時の解剖図を図2に示した．気道の中でも主に気管支の狭窄により，

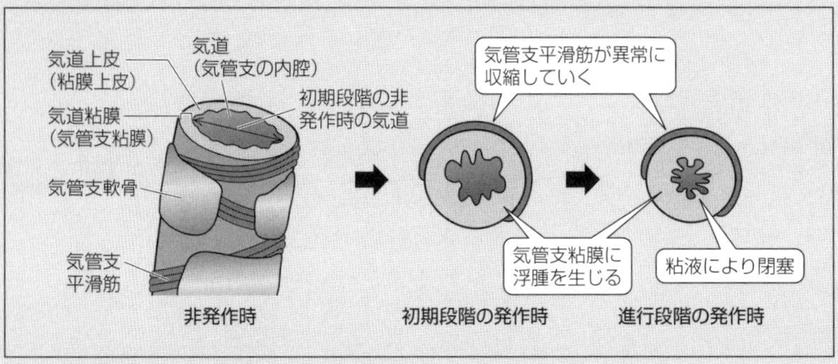

図2　気道炎症から気道狭窄（気流制限）への進行

Word PEF
最大呼気速度
peak expiratory flow rate

Word SABA
short acting β_2 agonist

Word LAMA
long-acting muscarinic antagonist

Word LTRA
leukotriene receptor antagonist

Word DSCG
disodium cromoglicate

Word TXA$_2$
thromboxane A$_2$

Word ISAAC
喘息とアレルギー疾患の国際共同疫学調査
international study of asthma and allergies in childhood

Word ECRHS
欧州共同体呼吸器健康調査
european community respiratory health survey

呼吸器疾患編

Chapter 1　気管支喘息

空気の吐き出しができなくなっている病態である．聴診すると呼気時にヒューヒューという高音（喘鳴[注3]：wheeze）が聴取され，喘息と確定診断される要因となる．初期は可逆性であるが，持続する気道炎症は気道障害の後，引き続き気道構造の変化（リモデリング）を惹起して非可逆性の気流制限をもたらすため，初期治療の完遂が重要となる．

最近の進歩として，JGL2015[注4]に2型自然リンパ球（ILC2）が書き加えられた．ウイルス感染やプロテアーゼ活性をもつアレルゲンが気道粘膜に刺激を与える上皮由来のIL-33[注5]が放出され，ILC2はこのIL-33を感知して損傷組織に集積し，大量のIL-5およびIL-13を産生することで，好酸球性炎症を引き起こすことが明らかとなった．

■ リモデリング

リモデリングの概念とその発症機序を理解し予防すること，すなわち，治療目標である「非可逆的な気道リモデリングへの進展予防」は，患者本人にとって社会生活への適応ばかりでなく，QOLの維持・生命予後の延長に直結する大変重要な問題である．

リモデリングとは，気道炎症の遷延および，粘膜修復が繰り返された結果生じた，気道粘膜の線維化，平滑筋肥厚，粘膜下腺過形成などによって起こる気道壁の肥厚であり，不可逆的な気流制限が生じた状態を指す．発症機序として，現在，気道におけるTGF-β4[注6]の関与，平滑筋細胞とADAM335[注7]遺伝子の関連も報告されるなど，研究が進んでいる．

注3：喘鳴は，「ぜんめい」または「ぜいめい」と読む．

注4：喘息予防・管理ガイドライン2015（日本アレルギー学会喘息ガイドライン専門部会編）のこと．

Word ▶ ILC2
group2 innate lymphoid cell

注5：インターロイキン-33（interleukin-33）は，主に寄生虫感染に対する防御機構として発見された．

注6：トランスフォーミング増殖因子βは，ほぼすべての細胞で産生される増殖因子で，骨芽細胞や結合組織の増殖に働くが，平滑筋に対しては抑制的に働く．

注7：喘息を引き起こす遺伝子として注目されている．

❶ 特殊な病態

（1）咳喘息

軽度の喘息として，喘鳴や呼吸困難をともなわない喘息を**咳喘息**と呼び，気管支喘息と区別される．咳喘息は，プレドニゾロン20～30 mg，5～7日投与により著明に改善することで確定診断される．継続して吸入ステロイド薬（ICS）による治療を継続することで，気管支喘息への移行を阻止することが大切である．

Word ▶ ICS
inhaled corticosteroid

（2）難治性喘息

難治性喘息（重症喘息）は，経口ステロイド薬や高用量のICSと他の長期管理薬を併用してもコントロールできない状態を指す．難治性の因子として，女性，肥満，非アトピー型喘息，長期罹患，気道リモデリング，喫煙，アスピリン感受性などが挙げられる．薬剤に対するアドヒアランスの低下の有無についても確認する必要がある．重症度とは別に，さまざまな側面をもつ喘息であるが，その中で重要なものが，アスピリン喘息と運動誘発喘息である．

（3）アスピリン喘息

アスピリン喘息は，近年，NSAIDs過敏喘息と言い換えられることからわかるように，アスピリンなどのNSAIDsがプロスタグランジン（PG）合成酵素であるシクロオキシゲナーゼ（COX），特にCOX-1に対する阻害作用を示すことにより，強い気道症状（鼻閉，鼻汁，喘息発作）を呈する**非アレルギー性の過敏症**を指す．成人喘息の5～10％を占め，性差があり，男性：女性＝1：2で女性に多い．

Word ▶ NSAIDs
非ステロイド性抗炎症薬
non-steroidal anti-inflammatory drugs

Word ▶ PG
prostaglandin

Word ▶ COX
cyclooxgenase

(4) 運動誘発性喘息

運動誘発性喘息（気管支収縮）は，運動終了の数分後から一過性の気管支収縮をきたし，60分以内に自然回復する．短距離走の繰り返しや中距離走で起きやすい．喘息をもたない健常人でも20%に発症するといわれている．予防・管理の手段として，ウォーミングアップが効果的である．

② 発症・増悪などの危険因子

気管支喘息発症の危険因子（リスクファクター）には，大きく分けて，個体因子，環境因子が挙げられる．また，喘息発作の誘発因子（トリガー）や増悪因子もある（表1）．

表1 気管支喘息の危険因子・誘発因子・増悪因子

発症の危険因子	個体因子	① 遺伝子要因（アレルギー疾患の家族歴）　② アトピー素因　③ 気道過敏症 ④ 性差　⑤出生時体重・肥満
	環境因子	① アレルゲン（チリダニ，ペットなど動物由来のアレルゲン，ペニシリウム・アスペルギルスなどの真菌類，花粉など）　② 呼吸器感染症　③ 大気汚染　④ 喫煙　⑤ 食物　⑥ 鼻炎
喘息発作の誘発因子		① 呼吸器感染症　② アレルゲン　③ 運動ならびに過換気　④ 気象　⑤ 薬物 ⑥ 食品・食品添加物　⑦ アルコール　⑧ 刺激物質（煙，臭気，水蒸気など） ⑨ 二酸化炭素・黄砂　⑩ 感情変化とストレス・過労　⑪ 月経
増悪因子		① 増悪の病歴　② 現在のコントロール状態（不良）　③ 治療薬の不適切な使用とアドヒアランス不良　④ 併存症・妊娠（肥満，鼻炎，食物アレルギー精神的問題，妊娠，胃食道逆流症） ⑤ 環境因子（喫煙，アレルゲン暴露，大気汚染）　⑥ 食品・食品添加物　⑦ 遺伝因子

③ 死に至る喘息

喘息死亡率は，1997年から減少し，2013年には死亡総数1,728人（史上最低値）になり，1980年の約1/4にまで減少した．

死亡に至る喘息発作の誘発因子として，表1に示した①〜⑪のうち，特に気道感染（感冒，下気道感染含む），過労，ストレスが三大要因とされる．加えて，薬剤の中止，吸入SABAの過度使用，経口ステロイド薬の中止・減量，天気の変化，ICSの中止，NSAIDsの使用，β受容体遮断薬の使用（降圧薬，点眼薬）なども誘発因子となる．さらに，患者の喘息に対する認識不足，不定期受診，アドヒアランス不良も問題となる．

喘息死の危険因子として，「過去に重篤発作による入院歴（51.2%）がある患者」であることが挙げられ，その4人に1人が致死的高度発作を経験している．

(1) 小児の喘息死

小児の喘息死に関しては，死亡前1年間の重症度には関連がなく，軽症あるいは中等症でも突然の予期せぬ喘息死も少なくないと推定される．死亡場所は，年長になるにしたがい，医療機関以外の場所が多くなり，学校内のトイレ，運動中，校外授業なども報告がある．

小児の喘息死の直接の原因は，窒息が大部分を占めるが，稀にアナフィラキシーショックなども直接の原因となる．その要因として，予期しえぬ急激な悪

Chapter 1　気管支喘息

化（発作），適切な受診時期の遅れが多く，その理由として，患者とその家族の発作重症度判断の誤りと，吸入 SABA の pMDI への過度の依存および ICS の非使用が重要視されている．これらの問題点を改善するには，薬剤師の適切かつ確実な服薬指導が必要である．

Word▶pMDI
加圧式定量噴霧式吸入器
pressurized metered-dose inhaler

臨床症状

下記の 5 項目が特徴的な症状である．
① 発作性の呼吸器症状（呼吸困難，喘鳴，胸苦しさ，夜間・早朝の咳）とその反復性
② 可逆性の気流制限
③ 気道過敏性
④ アトピー素因に起因するアレルギー症状
⑤ 好酸球性気道炎症

具体的には，空気の通り道である**気管支（気道）が慢性の炎症を起こしている状態**である．気管支粘膜が過敏症を起こし，わずかな刺激でも痙攣し，**粘液を多量に分泌する**ことで，気道が狭くなり，息を吸うたびにゼーゼー，ヒューヒューという喘鳴がし，咳込み，息苦しさ（呼吸困難）を感じる[注8]．

注8：発症初期には喘鳴や呼吸困難を認めないことがあるので，しばしば診断が難しい症例がある．

診断

気管支喘息を診断するにあたっては，気道の炎症の状態，アレルギー状態，呼吸機能を評価する．

❶ 気道炎症の評価

気道の炎症を評価する方法として，好酸球の比率や呼気中の一酸化窒素の濃度を測定する方法がある（表2）．

表2　気道炎症の測定方法

	試料	対象	測定意義
血液および喀痰中の好酸球比率[*1]	自然喀出痰 誘発喀痰[*2]	好酸球，ECP（好酸球性カチオン性タンパク質）濃度[*3]	気道の好酸球性炎症を反映．吸入ステロイド薬に対する反応性の指標
呼気中一酸化窒素濃度（FeNO）	呼気	下気道における**好酸球性炎症**を反映	喘息の診断[*4]，COPD との鑑別[*5]，気道炎症コントロール評価

＊1：好酸球比率の上昇は，喘息に特異的ではない．
＊2：3～5%高張食塩水ネブライザー吸入により採取する．
＊3：ECP（eosinophil cationic protein）とは，炎症反応下，好酸球から脱顆粒して血中に現れるタンパク質である．喘息の原因や誘因となる．正常成人平均 5.5 μg/L および 13.3 μg/L．15 μg/L を超える数値は高値と見なされる．
＊4：オンライン法で一定の流速で呼気を吹き込むだけで測定できる．オフライン法で溜めた呼気を後で測定することもできる．
＊5：未治療の喘息の場合，FeNO 濃度は上昇することが多い．吸入ステロイド薬（ICS）によく反応するので，治療指針として有効である．

Word▶COPD
慢性閉塞性肺疾患
chronic obstructive pulmonary disease

❷ アレルギー状態の評価

　推定されるアレルゲンとして，ハウスダスト，ダニ，花粉，ペットなどの環境アレルゲンが挙げられ，掃除，ペットとの接触，花粉の飛散（季節）によってこれらのアレルゲンに暴露される．そのアレルギーの状態を評価するために，以下の検査法を診断の助けとする（表3）．

表3　病因アレルゲン発見のための検査法

検査法	試料・試験方法など	判定基準
特異的 IgE 抗体測定	血清を試料とする	・抗体量を測定し，アレルゲンごとに 0～6 までクラス分けされる ・クラスが高いほど易アレルギー性である
プリックテスト，スクラッチテスト，皮内テスト	アレルゲンエキスを皮膚に滴下し，針などで皮膚に傷をつけ，膨疹の直径を測定する	これらの即時的皮膚反応検査が陽性のとき，特異的 IgE 抗体を有すると判定される
アレルゲン吸入誘発試験	皮内反応テストから，候補となるアレルゲンエキスを 5 L/分，2 分間吸入させる	1 秒量が 20％以上低下したとき，陽性と判定される（救急処置が可能な施設に限定）
環境暴露試験	病因アレルゲンを特定不能の場合に，想定される特殊な環境をつくり，試験者を暴露する	1 秒量，PEF が 20％以上低下したとき，病因が存在すると判定される

❸ 呼吸機能の評価

（1）スパイロメトリー

　スパイロメトリー（図3）を用いて肺活量，努力肺活量，1 秒量および 1 秒率を測定することで，気流閉塞状態を把握し，呼吸機能を評価する．

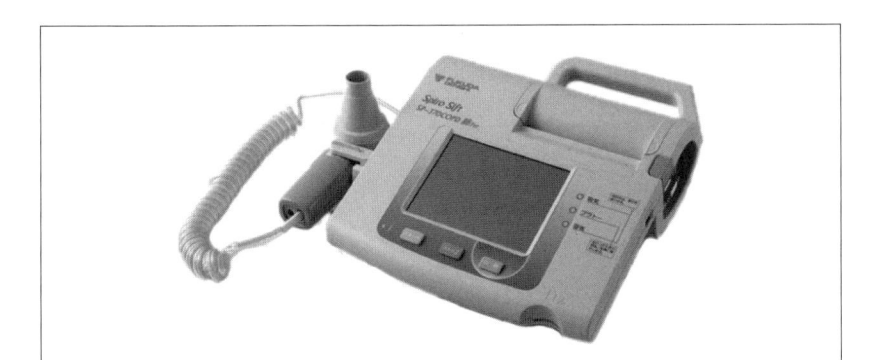

図3　スパイロメトリー測定機器（Spiro Sift SP-370COPD 肺 Per）
〈写真提供：フクダ電子株式会社〉

（a）肺活量分画

　肺活量（VC）は最大呼気と最大吸気の振幅の最大値である．その他，基本的な分画の名称を図4，表4に示す．

Chapter 1　気管支喘息

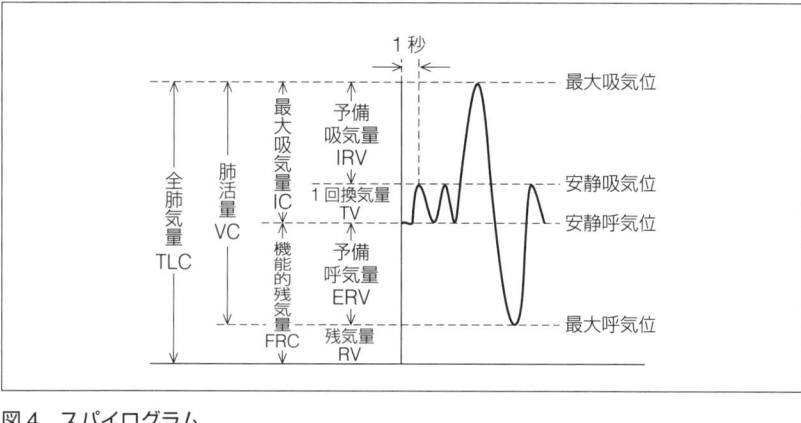

図4　スパイログラム

Word	説明
TLC	total lung capacity
VC	vital capacity
IC	inspiratory capacity
FRC	functional residual capacity
TV	tidal volume
IRV	inspiratory reserve volume
ERV	expiratory reserve volume
RV	residual volume

表4　肺活量分画の名称と定義

全肺気量（TLC）	最大吸気時に肺内に存在する気量（VC＋RV）
肺活量（VC）	最大吸気位から最大呼気位まで，呼出しうる最大の気量（TV＋IRV＋ERV）
最大吸気量（IC）	安静呼気位から吸気しうる最大の気量（TV＋IRV）
機能的残気量（FRC）	安静呼気位で肺内に残存する気量（ERV＋RV）
1回換気量（TV）	安静呼気位から安静吸気位までの気量
予備吸気量（IRV）	安静吸気位から最大吸気位までの気量
予備呼気量（ERV）	安静呼気位から最大呼気位までの気量
残気量（RV）	最大呼気位でもなお肺内に残存する気量

注9：閉塞性換気障害には，気管支喘息，COPD，びまん性汎細気管支炎などがある．

注10：拘束性換気障害には，肺線維症，サルコイドーシス，薬剤性肺臓炎，神経筋疾患などがある．

（b）フローボリューム曲線

　フローボリューム曲線のパターンから，拘束性換気障害[注9]か閉塞性換気障害[注10]かを判定する（図5）．

図5　フローボリューム曲線の例

（c）努力呼出曲線

　思い切り深く息を吸った状態（深吸気位）からできるだけ速く最後まで息を吐きだしたときの全呼出量を努力肺活量（FVC）と呼ぶ．呼出開始から1秒間の呼出量を1秒量（FEV_1）と呼び，1秒量の努力肺活量に対する割合を1秒率（$FEV_{1\%}$）という（図6，表5）．また，1秒率が70％未満を閉塞性換気障害

（図7）に分類する．閉塞性換気障害は，気管から気管支，細気管支にかけての気流の障害および肺胞領域での弾性低下で生じる病態である．

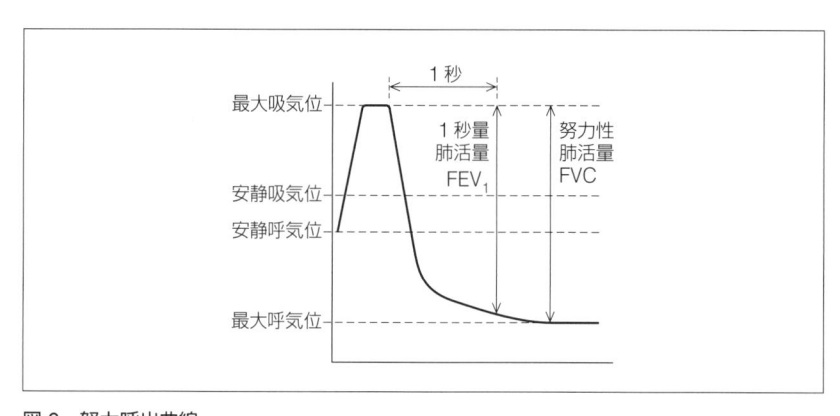

図6　努力呼出曲線

表5　スパイロメトリーによる測定から得られる情報

曲線	確認すべき値		
フローボリューム曲線	PEFR (L/秒)		最大呼気速度（ピークフロー）
努力呼出曲線	FVC (L/秒)	努力肺活量	最大吸気位から思い切り強く最大呼気位まで努力呼出したときの気量
	%FVC (%)	$\left(\dfrac{FVC}{FVC \text{ の予測値}}\right) \times 100$	FVC の予測値に対する割合
	FEV_1 (L)	1秒量	努力呼出の手技で，最初の1秒間に呼出できた気量
	$FEV_{1\%}$ (%)	$\left(\dfrac{FVC_{1.0}}{FVC}\right) \times 100$	FEV_1 の FVC（努力肺活量）に対する割合
	$\%FEV_1$ (%)	$\left(\dfrac{FVC_{1.0}}{FVC_{1.0} \text{ の予測値}}\right) \times 100$	FEV_1 の予測値に対する割合

Word▶PEFR
peak expiratory flow rate

Word▶FVC
forced vital capacity

Word▶FEV_1
forced expiratory volume in 1 sec

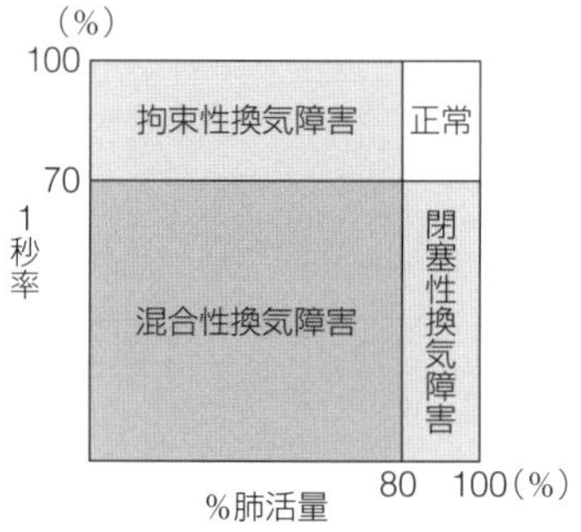

図7　肺活量と1秒率による換気障害の分類

Chapter 1　気管支喘息

(2) ピークフロー（PEF）測定

　ピークフロー（PEF）の測定値を症状，使用薬剤，と共に喘息日誌に記入することで，喘息の重症度を客観的に評価できるようになり，治療効果の判定や患者の自己管理（発作予防や悪化の兆候を見逃さない）に役立つ．

〈測定方法〉

① 測定はできるだけ立位で行う．

② ピークフローメーターの針をゼロに合わせる．

③ できる限り深く息を吸い込んで，息がもれないようにマウスピースをしっかりくわえる．

④ できるだけ速く息を吹き出す（呼出する）．

⑤ 針の目盛りを読み取る．

⑥ さらに2回測定する．

⑦ 3回のうちの最高値を喘息・ピークフロー日誌に記録する．

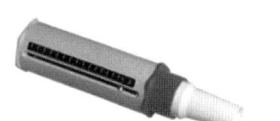

図8　ピークフローメーターとその測定方法（Mini-Wright Standard）
〈写真提供：クレメント・クラーク社〉

(3) 気道可逆性検査

　吸入 SABA 吸入後，15〜30分後に努力肺活量を測定し，1秒量を吸入前と比較する．改善率が12%以上かつ改善量が200 mL以上で有意な可逆性があると判定する．

$$改善率（\%）= \frac{吸入後の FEV_1 - 吸入前の FEV_1}{吸入前の FEV_1} \times 100$$

$$改善量（mL）= 吸入後の FEV_1 - 吸入前の FEV_1$$

(4) 気道過敏性の測定

　負荷による気道の収縮誘発試験である．**気管支収縮薬**[注11]を吸入し，FEV_1 減少率が20%となる薬剤濃度を閾値とする．喘息患者の鑑別に用いられるが，患者の閾値が正常者との境界域にある場合，過敏症検査のみでの鑑別は難しい．

注11：ヒスタミン，アセチルコリン，メサコリンなど．

(5) その他の生化学検査

　血液ガス，動脈血酸素分圧（PaO_2），動脈血炭酸ガス分圧（$PaCO_2$），動脈血酸素飽和度（SaO_2）などを測定する．特に，喘息発作の強度判定に血液ガスの評価が重要である（表6）．

表6　喘息発作の強度と動脈血，呼吸機能の変化

| 喘息発作 | FEV_1 | 動脈血 | | | 換気血流不均等 | 肺胞低換気 |
		PaO_2	$PaCO_2$	pH		
軽度	80 以上	正常	45 mmHg 未満	正常	−か+	−
中等度	60〜80	60 mmHg 超	45 mmHg 未満	正常か↑	+	−
高度	60 未満	60 mmHg 以下	45 mmHg 以上	正常か↓	+	+
重篤	測定不能	60 mmHg 以下	45 mmHg 以上	↓	+	++

10

❹ 診断の目安

診断の目安は**表7**のとおりであるが，診断の遅れは治療・管理の遅れの原因となり，喘息の慢性化，重症化をきたす可能性がある．また，成人喘息にCOPDや心不全を合併している場合には，適切な診断ができない可能性が残されている．さらに，**表8**に記載する各疾患との鑑別診断を心掛ける必要がある．

表7　気管支喘息の診断指標

1. 発作性の呼吸困難，喘鳴，胸苦しさ，咳（夜間，早朝に出現しやすい）の反復
2. 可逆性の気流制限
3. 気道過敏性の亢進
4. アトピー素因の存在
5. 気道炎症の存在（好酸球性）
6. 他疾患の除外

表8　鑑別診断すべき疾患

上気道疾患	喉頭炎，喉頭蓋炎，声帯機能不全など
中枢気道疾患	気管内腫瘍，気道異物，気管軟化症，気管支結核
気管支〜肺胞領域の疾患	COPD
循環器疾患	うっ血性心不全，肺血栓塞栓症
薬剤性	ACE阻害薬などの薬物による空咳
その他	自然気胸，過換気症候群，心因性咳嗽

❺ 重症度の分類

重症度分類（**表9**）と発作強度（**表10**）は，あわせて考慮することが，患者個人の喘息の管理および段階的薬物療法を遂行するために重要である．**表9**は，未治療または標準的な維持療法が導入されていない喘息患者の重症度を，症状（頻度，強度，夜間症状）およびPEF/FEV_1をもとに分類している．

表9　重症度分類（未治療または標準治療を受けていない成人）

重症度		軽症間欠型	軽症持続型	中等症持続型	重症持続型
喘息症状の特徴	頻度	週1回未満	週1回以上だが毎日ではない	毎日	毎日
	強度	症状は軽度で短い	月1回以上日常生活や睡眠が妨げられる	週1回以上日常生活や睡眠が妨げられる	日常生活に制限
				しばしば増悪	しばしば増悪
	夜間症状	月に2回未満	月に2回以上	週1回以上	しばしば
PEF/FEV_1	%FEV$_1$，%PEF	80%以上	80%以上	60%以上80%未満	60%未満
	変動	20%未満	20〜30%	30%を超える	30%を超える
対応する薬物治療プラン		治療ステップ1	治療ステップ2	治療ステップ3	治療ステップ4

Chapter 1 気管支喘息

❻ 成人における症状・発作強度の分類

発作強度（表10）は，主に呼吸困難の程度で判定し，他は参考事項とする．異なる発作強度の症状が混在するときは，発作強度の重いほうをとる．また，検査値は気管支拡張薬投与後の測定値を参考として算出する．

表10　発作強度分類（成人）

発作強度	呼吸困難	動作	検査値			
			%PEF	SpO$_2$	PaO$_2$	PaCO$_2$
喘鳴／胸苦しい	急ぐと苦しい 動くと苦しい	ほぼ普通	80%以上	96%以上	正常	45 mmHg 未満
軽度（小発作）	苦しいが横になれる	やや困難				
中等度（中発作）	苦しくて横になれない	かなり困難 かろうじて歩ける	60〜80%	91〜95%	60 mmHg 超	45 mmHg 未満
高度（大発作）	苦しくて動けない	歩行不能 会話困難	60%未満	90%以下	60 mmHg 以下	45 mmHg 以上
重篤	呼吸減弱 チアノーゼ 呼吸停止	会話不能 体動不能 錯乱，意識障害，失禁	測定不能	90%以下	60 mmHg 以下	45 mmHg 以上

治療

本病態の性質から，**予防**と**患者意識の向上**が治療の達成に重要な位置を占めている（**表11**）．患者本人の病識と治療の理解，医療従事者とのパートナーシップが薬物治療の成功へ繋がる．

❶ 予防

（1）一次予防

皮膚のスキンケアによる皮膚バリアの維持，授乳〜乳児期の栄養バランスへの配慮，育児環境からのアレルゲンの除去，成人におけるアレルゲン感作予防（吸入抗原，ラテックスなど）などを行う．

（2）二次予防

環境因子（ダニ・花粉などのアレルゲン，職業性感作物質，薬物および食品添加物，喫煙，大気汚染，ウイルス性呼吸器感染症，出生時低体重，食品（特にアトピー性疾患家族歴のある患者）などを回避する．

（3）三次予防

すでに発症してしまった喘息の**増悪**[注12]を予防すること．二次予防同様，アレルゲンを除去し，その吸入を回避することが第一である．

注12：増悪とは，息切れ，咳嗽，喘鳴，胸痛などの症状が増強し，治療を強化せざるを得ない状況を指し，コントロール不良の患者だけでなく，軽症の患者にも起こりうる．一度増悪した患者は，1年以内に再度増悪を起こしやすい．

表 11　増悪の危険因子とその対策

増悪因子	エビデンスのある対策
アレルゲン	ダニ，ペット対策
呼吸器感染症	ワクチン接種
喫煙	煙吸引の回避
食品・食品添加物	貯蔵庫ダニアレルギー
薬物	β受容体遮断薬の禁止，NSAIDs 過敏への対策
刺激物質	除去
二酸化硫黄・黄砂	マスク着用
月経・妊娠	月経前喘息発作の予防，閉経後ホルモン療法，妊娠中の喘息増悪予防
肥満	体重コントロール
アルコール誘発喘息	除去，薬物治療
鼻炎・副鼻腔炎	治療（鼻噴霧ステロイド薬やアレルゲン減感作療法など）

❷ 患者教育と医師（医療関係者）と患者のパートナーシップの確立

（1）患者教育

　喘息は慢性疾患であることを認識し，長期管理が大切であることを自覚してもらう．加えて，**定期的な診察を受けること**，日常生活の中で**自己管理技術を身につけて**注13症状を出さないように意識させることが必要である（**表 12**）．

（2）パートナーシップの確立

　医師および医療関係者と患者が，治療の見通しや治療上の不安についてよく話し合い，納得のいくまで双方向の意思疎通を図ることが大切である．

注 13：できる限り客観的に病態を把握できるように，ピークフロー（PEF）値や症状，使用薬剤などを喘息日誌に記載する習慣を身につける．発作の兆候などを事前に察知し，早期に対応できるようにする．

表 12　患者の治療アドヒアランスを高める条件

・喘息は常に治療を必要とする疾患であることを認識すること
・処方された治療薬が安全であることを認識すること
・自分の症状が治療により改善していることを実感できること
・医療関係者と患者が信頼関係を築くこと
・身につけた対処法を患者自身が評価し，自己管理能力に自信をもつこと

治療薬

❶ 気管支拡張薬

（1）交感神経 β_2 受容体刺激薬注14

　気管支に分布する β_2 受容体を刺激してアデニル酸シクラーゼを活性化し，ATP から変換した cAMP がセカンドメッセンジャーとしてさまざまな作用を引き起こし，結果，細胞内カルシウム濃度を低下することで平滑筋が弛緩し，気管支拡張作用を発揮する．

　最近の β_2 受容体刺激薬は選択性が改善されて心刺激作用は少なくなっているが，副作用として振戦が現れることがある．また，マスト細胞や好塩基球の β_2 受容体を刺激して，化学伝達物質の放出抑制作用，気道の粘液線毛クリア

注 14：1900 代後半に，アドレナリン（エピネフリン）の気管支平滑筋弛緩作用が発見され，当初，エアゾール吸入薬として喘息治療に用いられた．しかし，即効性がある反面，作用時間が短い（約 1 時間）ことと，α_1 受容体刺激作用（末梢血管収縮）および β_1 受容体刺激作用（心収縮力増加・心拍数増加）が副作用として認められたことから，持続時間が長く β_2 受容体選択性の高い薬剤の開発が進められた．

Chapter 1　気管支喘息

ランス亢進（気道分泌液の排泄を促進）作用，コリン作動性神経伝達抑制作用
などが現れることがある．

（2）テオフィリン製剤

アミノフィリンは，非特異的ホスホジエステラーゼ（PDE）阻害作用により気管支拡張作用，粘液線毛輸送能の促進作用，肺血管の拡張効果などを示す．抗炎症効果も認められ，その他の治療によって効果不十分な場合に追加使用されることが推奨される．有効安全域が狭く，投与量などを調節して目標血中濃度 $5 \sim 15\,\mu g/mL$（有効血中濃度 $8 \sim 20\,\mu g/mL$）にする必要がある．肝代謝薬物で CYP1A2 により代謝されるため，CYP1A2 を誘導する喫煙によって本剤の半減期が低下したり，シメチジンなどの CYP1A2 を阻害する作用をもつ薬剤による半減期が延長することが報告されている．

Word▶PDE
phosphodiesterase

（3）抗コリン薬（副交感神経遮断薬）

喘息の長期管理薬としては，チオトロピウムのみが保険適用がある．チオトロピウムは，気道平滑筋のムスカリン M_3 受容体に作用する．受容体からの解離が緩やかなため，1 回の吸入で 24 時間効果を持続することが特徴である．

半減期が長いため，1 日 1 回吸入で有意に呼吸機能を改善する．副作用として口渇が見られるが，QOL への影響は少ない．**閉塞隅角緑内障患者には禁忌，前立腺肥大などによる排尿障害のある患者**[注15] **には注意を要する**．

注 15：「前立腺肥大症の患者」に対してではなく，前立腺肥大などによる "排尿障害のある患者" に**禁忌**であることに注意する．

❷ 副腎皮質ステロイド薬[注16]

副腎皮質ステロイド薬は糖質コルチコイド受容体に結合し，その複合体が核に移行し，DNA に作用して mRNA を産生する．これを鋳型に特定の抗炎症性タンパク質を産生して，標的細胞に作用する．このため，投与から作用発現まで 4 〜 6 時間かかる．

全身性の副腎皮質ステロイド薬（経口・静注）は，表 13 などの薬理作用により強い抗炎症作用を現す．

注 16：ヒトの血中ステロイドホルモン濃度は，朝 8 時にピークとなり，午後から低下して夜中に最低レベルとなる．この血中濃度の生理的リズムに合わせて投与することが望ましいとされる．

表 13　副腎皮質ステロイド薬の主な薬理作用

① 炎症細胞の肺・気道内への浸潤の抑制　　② 血管透過性の抑制
③ 気道分泌の抑制　　④ 気道過敏症の抑制
⑤ サイトカイン産生の抑制　　⑥ β_2 受容体刺激薬の作用の増強
⑦ アラキドン酸代謝阻害によるロイコトリエンおよびプラスタグランジン産生の抑制

ICS では，多彩な薬理作用により気道の炎症・浮腫を抑制し発作を予防するが，作用発現まで 2 〜 3 日かかるので，初期段階では β_2 受容体刺激薬を併用することが多い．アドヒアランスを向上させ，長期連用することで治療は奏功する．

重症喘息発作時には，全身性の副腎皮質ステロイド薬として注射薬や経口薬で使用される．致死的喘息に必須の薬剤であるが，重篤な副作用（糖代謝機能異常，肥満，胃潰瘍，骨粗鬆症，白内障，緑内障，うつ病など）を発現したり，間脳−下垂体−副腎系を抑制するので適切な使用が求められる．

ICS は，吸入後消化管から吸収されにくく，吸収されても速やかに代謝されるので全身への副作用はほとんどない．

❸ ロイコトリエン受容体拮抗薬（LTRA）

LTRA は，システイニル LT_1（$CysLT_1$）受容体[注17]を阻害し，ロイコトリエン（LT）の作用を抑制し，アレルギー反応と好酸球の働きを抑制することにより，過敏症亢進抑制作用と気道炎症抑制作用および気管支拡張作用を発揮する．リモデリングの抑制，β_2 受容体刺激薬の作用増強にも有効である．また，小児喘息，アスピリン喘息に有効である．

経口薬であるため，服薬アドヒアランスを維持しやすい．CYP2C9 により代謝されるため，ワルファリンなど CYP2C9 に関与する薬剤との相互作用に注意を要する．有効性に関し，遺伝子多型の存在が示唆されている．

❹ LTRA 以外の抗アレルギー薬

（1）クロモグリク酸（DSCG）

DSCG は，マスト細胞からの化学伝達物質（ヒスタミンなど）の遊離を阻害してアレルギー反応を抑制する．副作用が少ないので，小児喘息・運動誘発性喘息の発作予防に有効である．

（2）トロンボキサン A_2（TXA_2）阻害薬

TXA_2 合成阻害薬（オザグレル）と，TXA_2 受容体拮抗薬（セラトロダスト）がある．オザグレルは TXA_2 合成酵素を阻害し，セラトロダストは TXA_2 受容体の結合を阻害し，TXA_2 を介する気道収縮を抑制し，PEF の増加や気道過敏性抑制効果を示す．

（3）抗 IgE 抗体製剤

オマリズマブは，IgE に対するヒト化モノクローナル抗体で，B 細胞性 IgE に特異的に結合して，マスト細胞上での IgE-抗原-IgE 架橋形成を阻止することで抗炎症作用を示す．妊婦への投与について安全性は確立されていない．

（4）ヒスタミン H_1 受容体拮抗薬

アゼラスチンなどは，マスト細胞から遊離される LTC_4 と LTD_4，およびヒスタミンに拮抗し，化学伝達物質の脱顆粒を抑制する．

（5）Th2 サイトカイン阻害薬

スプラタストは，ヘルパー T 細胞からの IL-4，IL-5 の産生を抑制し，好酸球浸潤抑制作用，IgE 抗体産生抑制作用，ケミカルメディエーター遊離抑制作用により，抗アレルギー作用を発揮する．

● アレルゲンによる免疫療法 ●

希釈したアレルゲン（アレルゲンワクチン）を皮下や舌下などに投与して，当該アレルゲン（スギ花粉など）に反応しなくする方法である．Th2 細胞からのサイトカイン産生やマスト細胞からのケミカルメディエーター遊離を抑制し，好酸球性気道炎症と気道過敏症を改善する．制御性 T 細胞（Treg）を誘導する作用も報告されている．

注17：アラキドン酸代謝経路内の代謝産物であるロイコトリエンの受容体で，強力な気管支平滑筋収縮作用，血管透過性亢進作用などにより，気道過敏症亢進や，リモデリングなどに関与する．

Word LT
leukotriene

呼吸器疾患編

Chapter 1　気管支喘息

薬物療法

① 長期管理

（1）治療ステップとその治療対象となる症状

　表9に示したとおり，重症度判定に基づき決定した重症度から，個々の患者に適した治療ステップを決定する．**表14**の基本治療では，長期管理薬（**表15**）のa～hを適宜使用する．長期管理時の発作治療は，吸入SABAまたは経口ステロイド薬（プレドニゾロン0.5 mg/kg/日）の短期投与で対応する．

表14　長期管理薬と治療ステップ

治療ステップ	長期管理薬		発作治療
	基本治療	追加治療	
治療ステップ1	ICS（低用量：FP100～200μg相当）が使用できない場合は，以下のいずれかを用いる ・LTRA ・テオフィリン徐放製剤 ＊症状が稀ならば必要なし	LTRA以外の抗アレルギー薬	吸入SABA
治療ステップ2	ICS（低～中用量：FP 100～400μg相当）で不十分な場合は，以下のいずれか1剤を用いる ・吸入LABA（配合薬の使用可） ・LTRA ・テオフィリン徐放製剤		
治療ステップ3	ICS（中～高用量：FP 400～800μg相当）に下記のいずれか1剤，あるいは複数を併用する ・吸入LABA（配合薬の使用可） ・LTRA ・テオフィリン徐放製剤 ・LAMA		
治療ステップ4	ICS（高用量：FP 800μg相当）に下記の複数を併用する ・吸入LABA（配合薬の使用可） ・LTRA ・テオフィリン徐放製剤 ・LAMA ・抗IgE抗体製剤 ・経口ステロイド薬		

※基本治療のICSの用量は，フルチカゾン[FP]として記載している

（2）長期管理薬の選択

　喘息症状の軽減・消失とその維持および呼吸機能の正常化とその維持を図る薬剤をコントローラー（長期管理薬）と呼ぶ．表15に，カテゴリー別に代表的な医薬品と用法・用量のポイントを示す．

表 15　長期管理薬の使用法

カテゴリー	医薬品と用法・用量
a. 抗炎症作用をもつ薬剤として副腎皮質ステロイド薬	ICS 吸入（表 16 参照）
b. 長時間作用型の気管支拡張薬（β_2 受容体刺激薬）	吸入 LABA β_2 受容体刺激薬は，気管支平滑筋を弛緩させ，線毛運動による気道分泌液の排泄を促す．長期管理薬として用いるときは，ICS と併用すると相互の作用を増強することから**併用が必須**とされている[*1]． ●サルメテロール（SM）単独またはフルチカゾン（FP）との配合薬として使用 ●ツロブテロール貼付薬：吸入や経口投与が困難な症例に有効で，24 時間気管支拡張作用を持続する長時間作用型である
c. a, b 両者の作用をもつ薬剤	ICS/LABA 配合薬[*2]（表 17 参照）
d. ロイコトリエン受容体拮抗薬（LTRA）[*3]	●プランルカスト 112.5 mg（錠）1 日 2 回　朝夕食後 ●モンテルカスト 10 mg（錠）1 日 1 回　就寝前
e. テオフィリン徐放製剤	中毒域が近いので，**目標血中濃度（成人）5〜15 μg/mL に維持す**るように投与調節が必要である．いずれも徐放化により投与間隔が長くなるが，特にユニフィル LA® は 1 日 1 回でよい． ●テオドール® 100〜200 mg（錠）1 日 2 回 朝夕食後（または朝食後就寝前） ●テオロング® 100〜200 mg（錠）1 日 2 回 朝夕食後（または朝食後就寝前） ●ユニフィル LA®　200〜400 mg（錠）1 日 1 回 夕食後（または朝食後）
f. LAMA[*4]	●チオトロピウム（SMI）1 回 2 吸入 1 日 1 回（チオトロピウムとして 5 μg）
g. 抗 IgE 抗体製剤（オマリズマブ）[*5]	治療ステップ 4 でコントロールできず，通年性アレルゲンに対する IgE 抗体が陽性で総 IgE が 30〜700 IU/mL の患者に適用． ●ゾレア®注　月 1〜2 回，皮下注（投与量は総 IgE 量と体重により決定）
h. LTRA 以外の抗アレルギー薬	●クロモグリク酸エアロゾル（pMDI）1 回 2 噴霧 1 日 4 回 朝，昼，夕および就寝前 ●オザグレル（TXA_2 合成阻害薬）400 mg（錠）1 日 2 回 朝食後および就寝前 ●セラトロダスト（TXA_2 受容体拮抗薬）80 mg（錠または細粒）1 日 1 回 夕食後 ●アゼラスチン（ヒスタミン H_1 受容体拮抗薬）2 mg（錠）1 日 2 回 朝食後および就寝前 ●スプラタスト（Th2 サイトカイン阻害薬）100 mg（カプセルまたはドライシロップ）1 日 1 回 夕食後

[*1]：長時間作用型（吸入）β_2 受容体刺激薬（吸入 SABA）である．

[*2]：SMART 試験（Nelson HS et al；Chest 129：15-26, 2006）では，LABA の単独長期使用によって治療関連死が報告され，長期連用時は ICS と併用することが推奨された．

[*3]：ロイコトリエン受容体拮抗薬（leukotriene receptor antagonist）は，CysT1 受容体拮抗薬のこと．

[*4]：JGL2015 から Step3 以上で使用可となった．

[*5]：抗 IgE 抗体とは，ヒト化モノクローナル抗体で，高用量吸入ステロイド薬の投与に抵抗性の場合に適用となる．

Chapter 1　気管支喘息

表16　吸入ステロイド薬（ICS）と肺内到達度（粒子径）

医薬品	剤形（規格）	肺内到達率（粒子径）
ベクロメタゾンジプロピオン酸エステル（BDP）	pMDI（エアゾール）（50，100 μg）	50 %（1.1 μm）
フルチカゾンプロピオン酸エステル（FP）	pMDI（50，100 μg）	30 %（2.8 μm）
	DPI（ドライパウダー）（50，100，200 μg）	15 〜 17 %（5.2 μm）
	DPI（ドライパウダー）	11 〜 16 %（5.2 μm）
ブデソニド（BUD）	DPI（100，200 μg）	32 %（2.6 μm）
	ネブライザー使用（0.25，0.5 mg）	―
シクレソニド（CIC）	pMDI（50，100，200 μg）	50 %（0.9 μm）
モメタゾンフランカルボン酸エステル（MF）	DPI（100，200 μg）	40 %（2.0 μm）

表17　ICS/LABA 配合薬

医薬品	剤形（規格）
フルチカゾンプロピオン酸エステル／サルメテロールキシナホ酸塩（FP/SM）	DPI（ドライパウダー）（100/50，250/50，500/50 μg）
	pMDI（エアゾール）（50/25，125/25，250/20 μg）
ブデソニド／ホルモテロールフマル酸塩（BUD/FM）	DPI（160/4.5 μg）
フルチカゾンプロピオン酸エステル／ホルモテロールフマル酸塩（FP/FM）	pMDI（50/5，125/5 μg）
フルチカゾンフランカルボン酸エステル / ビランテロールトリフェニル酢酸塩（FF/VI）	DPI（100/25，200/25 μg）

処方例

20 歳代女性（軽症間欠型）

軽い花粉症を自覚しているが，ひと月に 1 回ほどの割合で，職場で副流煙を吸ったり，大掃除をした際に咳込み，喘鳴や息苦しさを感じている．夜間症状はまだない．

①または②，③のどれかを使用し，症状発現時は④を追加処方する．

①ブデソニドタービュヘイラー　1 回 100 μg　1 日 2 回※1　朝晩（7 時，19 時など）

②テオフィリン徐放錠（100 mg）　1 回 1 錠　1 日 2 回　朝食後および就寝前

③プランルカストカプセル（112.5 mg）　1 回 2 カプセル　1 日 2 回　朝夕食後

④サルブタモールインヘラー（100 μg）　1 回 1〜2 吸入　症状出現時頓用

商品名
ブデソニド：パルミコート
テオフィリン：テオドール
プランルカスト：オノン
サルブタモール：サルタノール

処方解説◆評価のポイント

■処方目的

処方薬①：抗炎症作用

処方薬②：気管支拡張作用

処方薬③：抗アレルギー作用

処方薬④：発作時の即効性気管支拡張作用

■主な禁忌症

処方薬①：有効な抗菌薬の存在しない感染症，深在性真菌症，過敏症（接触性皮膚炎を含む）など

〈原則禁忌〉結核性疾患

処方薬②：キサンチン系薬剤に対し重篤な副作用の既往歴のある患者

■効果のモニタリングポイント

処方薬①②③④：自覚症状（呼吸困難感，咳，喘鳴など），%FEV$_1$，%PEF，血液ガス（PaO$_2$，PaCO$_2$，SaO$_2$，pH）の改善

■副作用のモニタリングポイント

処方薬①：嗄声，口腔カンジダ症など

処方薬②※²：頭痛，悪心・嘔吐，不整脈，痙攣などの中毒症状など

処方薬③※³：発疹，頭痛，悪心・嘔吐，腹痛，下痢，肝機能異常など

処方薬④：振戦，動悸，血清カリウム値低下など

▶▶▶留意事項

※¹ ①の代わりにアズマネックス，オルベスコ，キュバール，フルタイドなど ICS の低用量でよい．

※² テオフィリン製剤は，喫煙による代謝酵素 CYP1A2 の誘導と，シメチジンなどの CYP1A2 阻害薬との併用に注意する．

※³ LTRA は，ワルファリンカリウムなど CYP2C9 に関与する薬剤との併用に注意する．

呼吸器疾患編

処方例

30 歳代女性（軽症持続型）

小児期にアトピー性皮膚炎があったが，喘息と言われたことはない．最近，仕事が忙しく，少しの刺激で咳込むことが多くなり，ひどいときにはヒューヒューという音がするほど呼吸困難になる．2 週間に 1 回ほどの割合で，夜眠れないほど咳がひどくなることがある．

①で効果が不十分な場合，②または③，④を併用処方し，症状発現時は⑤を追加処方する．

①モメタゾンツイストヘラー　1 回 200 〜 400 μg　1 日 2 回※¹　朝晩（7 時，19 時など）

②ツロブテロールテープ　1 回 1 〜 2 mg　1 日 1 回　貼付

③テオフィリン徐放錠（100 mg または 200 mg）　1 回 1 錠 1 日 2 回　朝食後および就寝前

④プランルカストカプセル（112.5 mg）　1 回 2 カプセル 1 日 2 回　朝夕食後

⑤サルブタモールインヘラー（100 μg）　1 回 1 〜 2 吸入　症状出現時頓用

商品名

モメタゾン：アズマネックス
ツロブテロール：ホクナリン
テオフィリン：テオドール
プランルカスト：オノン
サルブタモール：サルタノール

処方解説◆評価のポイント

■処方目的

処方薬①：抗炎症作用

処方薬②③：気管支拡張作用

処方薬④：抗アレルギー作用

処方薬⑤：発作時の即効性気管支拡張作用

■主な禁忌症

処方薬①：有効な抗菌薬の存在しない感染症，深在性真菌症，過敏症

〈原則禁忌〉結核性疾患

処方薬③：キサンチン系薬剤に対し重篤な副作用の既往歴のある患者

■効果のモニタリングポイント

処方薬①②③④⑤：自覚症状（呼吸困難感，咳，喘鳴など），%FEV$_1$，% PEF，血液ガス（PaO$_2$，PaCO$_2$，SaO$_2$，pH）の改善

■副作用のモニタリングポイント

処方薬①：嗄声，口腔カンジダ症

処方薬②：発赤（かぶれ），痒み，動悸，不整脈，血圧上昇，ほてり，頭痛，振戦，不眠など

Chapter 1　気管支喘息

処方薬③*2：頭痛，悪心・嘔吐，不整脈，痙攣などの中毒症状など
処方薬④*3：発疹，頭痛，悪心・嘔吐，腹痛，下痢，肝機能異常など
処方薬⑤：振戦，動悸，血清カリウム値の低下など

処方例

50歳代男性（中等症持続型）
小児喘息と言われ治療していたが，症状が治まっていたので，現在治療はしていない．最近，仕事が忙しく疲労の蓄積を感じている．週末の休みの日以外は明け方から咳込み，十分な睡眠がとれていない．体重も減少気味である．
①に，②または③，④のどれか1剤を併用処方する．コントロール不十分な場合に⑤を追加処方する．さらに症状発現時⑥を使用する．
①フルチカゾンディスカス　1回200〜400μg　1日2回　朝晩（7時，19時など）
②サルメテロールディスカス　1回50μg　1日2回*1　朝晩（7時，19時など）
③テオフィリン徐放錠（100mg）　1回2〜3錠　1日2回　朝食後および就寝前
④モンテルカスト錠（10mg）　1回1錠　1日1回　就寝前
⑤スプラタストカプセル（100mg）　1回1カプセル　1日3回　朝昼夕食後
⑥サルブタモールインヘラー（100μg）　1回1〜2吸入　症状出現時頓用

処方解説◆評価のポイント

■処方目的
処方薬①：抗炎症作用
処方薬②③：気管支拡張作用
処方薬④⑤：抗アレルギー作用
処方薬⑥：発作時の即効性気管支拡張作用

■主な禁忌症
処方薬①：有効な抗菌薬の存在しない感染症，深在性真菌症，過敏症，
　　　　　〈原則禁忌〉結核性疾患
処方薬③：キサンチン系薬剤に対し重篤な副作用の既往歴のある患者

■効果のモニタリングポイント
処方薬①②③④⑤⑥：自覚症状（呼吸困難感，咳，喘鳴など），%FEV$_1$，%PEF，
　　　　　　　　　　血液ガス（PaO$_2$，PaCO$_2$，SaO$_2$，pH）の改善

■副作用のモニタリングポイント
処方薬①：嗄声，口腔カンジダ症など
処方薬②：振戦，動悸，血清カリウム値の低下など
処方薬③*2：頭痛，悪心・嘔吐，不整脈，痙攣などの中毒症状など
処方薬④：下痢，腹痛，嘔気，頭痛，肝機能異常，発疹など
処方薬⑤*3：胃部不快感，嘔気などの消化器症状，肝機能異常，眠気，発疹など
処方薬⑥：振戦，動悸，血清カリウム値の低下など

処方例

（重症持続型）
無治療または，長期管理薬の服用が遵守されていない．咳，胸苦しさ，喘鳴，呼吸苦などの症状が毎日出現し，日常生活に支障をきたしている状況である．
①に，②，③を併用処方し，症状発現時のために④を処方する（治療ステップ4）．

▶▶▶留意事項
*1 ①の代わりに，アズマネックス，オルベスコ，キュバール，フルタイドなどICSの低用量でよい．
*2 テオフィリン製剤は，喫煙による代謝酵素CYP1A2の誘導と，シメチジンなどのCYP1A2阻害薬との併用に注意する．
*3 LTRAは，ワルファリンカリウムなどCYP2C9に関与する薬剤との併用に注意する．

商品名
フルチカゾン：フルタイド
サルメテロール：セレベント
テオフィリン：テオドール
モンテルカスト：シングレア
スプラタスト：アイピーディー
サルブタモール：サルタノール

▶▶▶留意事項
*1 ①と②をあわせた配合薬（アドエア®）を使用することもできる．②はツロブテロールテープを使用してもよい．
*2 テオフィリン製剤は，喫煙による代謝酵素CYP1A2の誘導と，シメチジンなどのCYP1A2阻害薬との併用に注意する．
*3 LTRAは，ワルファリンカリウムなどCYP2C9に関与する薬剤との併用に注意する．

①フルチカゾン／サルメテロールディスカス（500/50μg）　1回1吸入　1日2回　朝晩（7時，19時など）
②テオフィリン徐放錠（100mg）　1回2〜3錠　1日2〜3回　朝食後および就寝前
③モンテルカスト錠（10mg）　1回1錠　1日1回　就寝前
④サルブタモールインヘラー（100μg）　1回2吸入　症状出現時頓用

商品名
フルチカゾン／サルメテロール：アドエア
テオフィリン：テオドール
モンテルカスト：キプレス
サルブタモール：サルタノール

呼吸器疾患編

処方解説◆評価のポイント

■**処方目的**
処方薬①：リモデリング回避のための長期管理
処方薬②：気管支拡張作用
処方薬③：抗アレルギー作用
処方薬④：発作時の即効性気管支拡張作用

■**主な禁忌症**
処方薬①：有効な抗菌薬の存在しない感染症，深在性真菌症，過敏症（接触性皮膚炎を含む）
　　　　　〈原則禁忌〉結核性疾患
処方薬②：キサンチン系薬剤に対し重篤な副作用の既往歴のある患者

■**効果のモニタリングポイント**
処方薬①②③④⑤：自覚症状（呼吸困難感，咳，喘鳴など），%FEV$_1$，%PEF，血液ガス（PaO$_2$，PaCO$_2$，SaO$_2$，pH）の改善

■**副作用のモニタリングポイント**
処方薬①：嗄声，口腔カンジダ症など
処方薬②[*1]：頭痛，悪心・嘔吐，不整脈，痙攣などの中毒症状など
処方薬③[*2]：下痢，腹痛，頭痛，悪心・嘔吐，肝機能異常，発疹など
処方薬④：振戦，動悸，血清カリウム値の低下など

▶▶▶**留意事項**
[*1] テオフィリン製剤は，喫煙による代謝酵素CYP1A2の誘導と，シメチジンなどのCYP1A2阻害薬との併用に注意する.
[*2] LTRAは，ワルファリンカリウムなどCYP2C9に関与する薬剤との併用に注意する.

処方例

（重症持続型-2）
治療ステップ4でコントロールできない場合で，通年性アレルゲンに対するIgE抗体が陽性で，総IgEが30〜700IU/mLの場合は，①の処方が推奨される.
①オマリズマブ皮下注用　月1〜2回　皮下注
治療ステップ4でコントロールできない場合で，抗IgE抗体製剤の適応がない場合は，②を処方する.
②プレドニゾロン錠　5mg　1回3〜6錠[*1]　1日1回　朝　3〜7日間

商品名
オマリズマブ：ゾレア
プレドニゾロン：プレドニン

処方解説◆評価のポイント

■**処方目的**
処方薬①：炎症細胞活性化を抑制する抗アレルギー作用
処方薬②：抗炎症作用，抗アレルギー作用，免疫抑制作用

■**主な禁忌症**
処方薬②：〈原則禁忌〉感染症，消化性潰瘍，精神病，結核性疾患，角膜炎などの眼疾患，高血圧症，電解質異常，血栓症，急性心筋梗塞など

■**効果のモニタリングポイント**
処方薬①②：自覚症状（呼吸困難感，咳，喘鳴など），%FEV$_1$，%PEF，血液ガス（PaO$_2$，PaCO$_2$，SaO$_2$，pH）の改善

▶▶▶**留意事項**
[*1] プレドニゾロンの投与量を減量する際には，3日ごとに5mgずつ漸減する．決して急に中止してはいけない．また，午後3時以降の経口ステロイド薬は副腎抑制が強いとされているので，服用時間にも気を付ける.

21

Chapter 1　気管支喘息

■副作用のモニタリングポイント
処方薬①：注射部位紅斑，注射部位掻痒感，注射部位腫脹，注射部位疼痛など
処方薬②：満月様顔貌，誘発感染症・感染症の増悪，続発性副腎皮質機能不全，
　　　　　糖尿病など

❷ 治療デバイス

　気管支喘息の薬物療法の特徴として，呼吸器の疾患であることに特化した治療デバイスが開発されている．吸入療法から貼付剤まで製剤学的特性を活用した薬物治療が行われる．

（1）吸入療法

（a）pMDI

　pMDI（加圧式定量噴霧式吸入器）の吸入には，オープンマウス法とクローズドマウス法があり，それぞれ吸入方法などが異なる[注18].

注18：「吸入口を口から4cmほど離して」吸入する方法がオープンマウス法で，「吸入口を歯または唇でくわえて」吸入する方法がクローズドマウス法である．

〈pMDIの吸入方法〉
1）初めて使用する場合や前回の使用から1週間以上間隔が空いた場合は，予備噴霧を2～4回行う[*1].
2）キャップを外して容器をよく振る[*2].
3）無理をしない程度に息を吐く．
4）吸入口を歯また唇，または両方でくわえる．
5）息を吸い始めると同時にボンベを1回強く押し，吸入口を口から4cmほど離してもしくは歯または唇でくわえて，薬剤をゆっくり吸い込む．（吸気時間約3秒）
6）吸い込んだままの状態で数秒間息を止めた後，ゆっくり吐き出す．
7）ICSの場合は，うがいをする[*3].

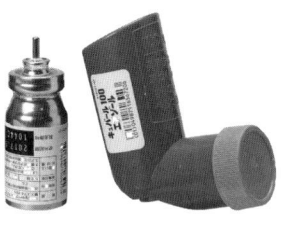 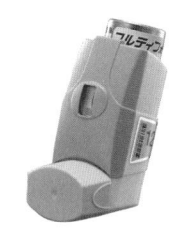

キュバール　　　　　　　フルティフォーム

図9　pMDIによる吸入とその例
＊1：動作確認と薬剤噴霧量安定化のため．
＊2：BDP-HFA，CIC-HFAでは不要．
＊3：β受容体刺激薬の場合は必ずしもしなくてよい．「長期管理薬の吸入器」
〈写真提供：大日本住友製薬（左），杏林製薬（右）〉

　スペーサーは，清潔な閉鎖空間に薬剤を噴霧・保持し，ゆっくり確実に吸入させるための補助器具である．特に吸気力の弱い小児や高齢者などの使用が推奨される．

〈pMDI とスペーサーを用いた吸入方法〉

1) 容器をよく振る.

2) 薬剤のキャップを外してスペーサーのアダプター部分に接続する.

3) ①スペーサーのマウスピースを唇で密閉するようにくわえ，息を吐き，
　　ボンベを 1 回強く押して，ゆっくりと大きく吸入する*1.

　　②マウスピースを口から離して数秒間息を止め，その後ゆっくり吐き
　　出す*2.

4) マスク付きスペーサーを用いる場合は，マスクを顔に密着させてボン
　　ベを 1 回強く押し，安静換気を数回行う.

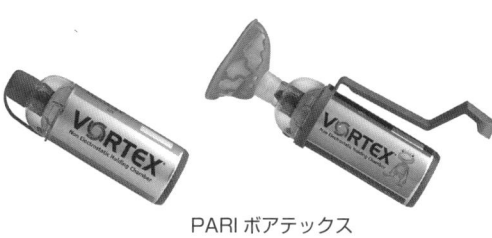

PARI ボアテックス

図 10　pMDI とスペーサーによる吸入とその例
＊1：噴霧後は時間を置かずに吸入する.
＊2：1 回で吸入しきれない場合には，再度吸入する.
〈写真提供：村中医療器株式会社〉

(b) DPI（ドライパウダー吸入器）注19

DPI の使用（図 11）に際しては次のような注意点がある.

・複数回吸入支持がある場合，1 押しごとに吸入を行う.

・ICS の吸入後は，必ずうがい（あるいは飲水）を行う.

注 19：DPI を使うには，「そば
をすすって食べられる」程度の空
気を吸う力が必要といわれる.

〈薬剤の充てん方法〉

・ディスカス：水平にしてレバーを押す.

・タービュヘイラー：垂直にして回転グリップを回す.

・ツイストヘラー：垂直にしてレバーを押す.

・エリプタ：カバーを外側下方に押し下げる.

〈吸入方法〉

1) 器具に呼気を吹きかけないように横を向いて息を吐きだす*.

2) 吸入口をくわえて口を閉じ，力強く深く吸う.

3) 数秒間息を止めてから，ゆっくりと吐き出す.

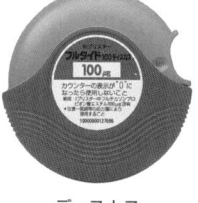　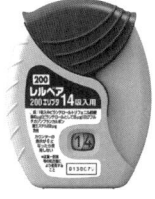　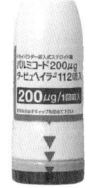

ディスカス　　　　エリプタ　　　タービュヘイラー

図 11　DPI による吸入とその例
＊：いずれの吸入法でも，吸入前にしっかり息を吐くことが大切である.
〈写真提供：グラクソスミスクライン株式会社（左，中央），アストラゼネカ株式会社（右）〉

Chapter 1 気管支喘息

(c) ソフトミストインヘラー（SMI）：レスピマット

SMI の使用方法は**図 12** の通り．

〈吸入方法〉
1）キャップを閉じた状態で上向きにして透明ケースをカチッと音がするまで 180 度回転させる．
2）キャップを完全に開き，息をゆっくり最後まで吐き出す．
3）マウスピース（吸入口）をしっかり口にくわえて，息を**ゆっくり**と吸いながら噴霧ボタンを押し，できるだけ**ゆっくり**息を吸い込む．苦しくならない程度に息を止める．
4）1 日 1 回 2 吸入する．

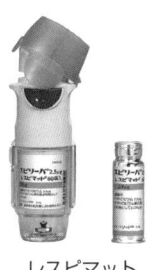

レスピマット

図 12　SMI による吸入とその例
〈写真提供：ベーリンガーインゲルハイムジャパン株式会社〉

(d) 超音波ネブライザー

超音波振動により 1～5 μm の均一の微粒子を空中に浮遊させる装置である．発作時，乳児，小児，高齢者などで pMDI や DPI を適切に吸入できないときに使用する．通常の呼吸下での吸入が可能となるが，同程度の効果を得るには pMDI の 6～10 倍の薬剤量が必要となる．また，コンプレッサーなどの吸入装置が必要である．

(2) 貼付剤

ツロブテロール貼付薬は，わが国で開発された経皮吸収型 β_2 受容体刺激薬である．血中濃度は貼付後緩やかに上昇し，9～12 時間後にピークを示し，24 時間有効血中濃度が維持される．吸入・内服が困難な乳幼児や高齢者に有用で，長期管理薬としてはステップ 2 から使用可能となり，発作治療薬としては ICS との併用が必須である．

❸ 急性増悪（喘息発作）への対応

救急外来で対応するケースが大部分であるため，来院したらまず症状（**表 19**）から喘息発作強度の判定を速やかに行い，発作治療ステップを決定することが重要である．特に迅速に要領よく問診するために，**表 18** の注意ポイントが挙げられる．

(1) 短時間作用型（吸入）β_2 受容体刺激薬（吸入 SABA）

喘息発作時の発作治療ステップ 1～4（**表 20**）に示した頓用使用と，運動

表18　救急外来での問診で注意すべきポイント

- ・発症の時間と増悪の原因
- ・労作の可能な程度と睡眠障害の有無
- ・これまでの服薬状況，最後に使用した薬剤とその時間および副腎皮質ステロイド薬の使用
- ・これまでの喘息による呼吸不全や挿管の既往の有無
- ・心肺疾患および合併症の有無（心不全，気胸，肺血栓塞栓症などは特に注意）
- ・アスピリン喘息（NSAIDs 過敏喘息）や薬物アレルギーの有無

表19　喘息発作の強度と発作治療ステップ

発作強度[*1]	呼吸困難	動作	検査値				選択する発作治療ステップ
			PEF	SpO$_2$	PaO$_2$	PaCO$_2$	
喘鳴/胸苦しい	急ぐと苦しい 動くと苦しい	ほぼ普通	80%以上	96%以上	正常	45 mmHg 未満	発作治療ステップ1
軽度 （小発作）	苦しいが横になれる	やや困難					
中等度 （中発作）	苦しくて横になれない	かなり困難 かろうじて歩ける	60〜80%	91〜95%	60 mmHg 超	45 mmHg 未満	発作治療ステップ2
高度 （大発作）	苦しくて動けない	歩行不能 会話困難	60%未満	90%以下	60 mmHg 以下	45 mmHg 以上	発作治療ステップ3
重篤	呼吸減弱 チアノーゼ 呼吸停止	会話不能体動不能 錯乱，意識障害，失禁	測定不能	90%以下	60 mmHg 以下	45 mmHg 以上	発作治療ステップ4

＊1：発作強度は主に呼吸困難の程度で判定する．異なる発作強度の症状が混在する場合は，強い症状を基準にする．

表20　喘息の発作治療ステップ

	治療	自宅治療可，救急外来入院，ICU 管理
発作治療ステップ1	・吸入 SABA の吸入 ・ブデソニド／ホルモテロール吸入薬追加吸入	・自宅治療可
発作治療ステップ2	・吸入 SABA のネブライザーによる吸入反復 ・アミノフィリン点滴静注 ・酸素吸入（SpO$_2$ 95% 前後を目標） ・副腎皮質ステロイド薬全身投与（静注・経口） ・抗コリン薬吸入 ・ボスミン（0.1%アドレナリン）皮下注	・救急外来 　① 1 時間で症状が改善すれば帰宅 　② 2〜4 時間で反応不十分 　③ 1〜2 時間で反応なし ・入院治療：高度喘息症状として発作治療ステップ3 を施行
発作治療ステップ3	・吸入 SABA のネブライザーによる吸入反復 ・副腎皮質ステロイド薬全身投与（静注） ・酸素吸入（SpO$_2$ 95% 前後を目標） ・アミノフィリン点滴静注（持続） ・抗コリン薬吸入 ・ボスミン（0.1%アドレナリン）皮下注	・救急外来 ・1 時間以内に反応なければ入院治療．悪化すれば重篤症状の治療へ
発作治療ステップ4	上記治療継続 ・症状，呼吸機能悪化で挿管 ・酸素吸入にも関わらず PaO$_2$ 50 mmHg 以下および／または意識障害をともなう急激な PaCO$_2$ の上昇 ・人工呼吸，気管支洗浄 ・全身麻酔（イソフルラン，セボフルラン）を考慮	・直ちに入院，ICU 管理

Chapter 1　気管支喘息

誘発性喘息発作予防に pMDI による吸入 SABA の吸入が優先される.

〈使用法〉

医療機関以外（職場，学校，家庭など）で喘鳴，**呼吸困難が起こった際**，pMDI を用いて **1 回吸入し，改善しない場合は 15 分ごとに，さらに 1 吸入す**る．これを繰り返して 1 時間吸入しても症状やピークフロー（PEF）が改善しない場合には，速やかに医療機関を受診する[注20].

● 近年汎用されている発作治療法（SMART 療法）●

家庭や職場，学校などでの対応として，長期管理薬として処方される吸入製剤「**ブデソニド／ホルモテロール（BUD/FM）配合吸入薬**」を頓用吸入して発作治療薬としても使用する治療法が推奨されている．ホルモテロールの気管支拡張効果は即効性が高いため，急性増悪時に吸入 SABA の代わりに追加吸入することにより，症状が安定し増悪頻度が減少する（エビデンス A）．1 回 1 吸入 1 日 2 回（低用量：$320/9\,\mu g$）〜 1 回 4 吸入 1 日 2 回（高用量：$1280/36\,\mu g$）．用法は，長期管理と発作治療を合わせて 1 日 8 吸入までとするが，医療機関を受診することを条件に，12 吸入まで増量可能とされている．

注20：わが国で用いられている主な吸入 SABA の pMDI は次の 3 つである.
・サルブタモール（サルタノール® インヘラーなど）
・フェノテロール（ベロテック® エロゾル）
・プロカテロール（メプチン® エアーなど）

Word▶ SMART
single inhaler maintenance and reliever therapy

(2) 副腎皮質ステロイド薬

発作治療ステップ 2・3 において，吸入 SABA の吸入に併用される．初回量は，ヒドロコルチゾン 200 〜 500 mg，またはメチルプレドニゾロン 40 〜 125 mg である．以後，ヒドロコルチゾン 100 〜 200 mg，またはメチルプレドニゾロン 40 〜 80 mg を必要に応じて，4 〜 6 時間ごとに静注する．または，プレドニゾロン 0.5 mg/kg の経口また点滴静注でも可能である．

アスピリン喘息のある患者では，40 〜 60 ％でコハク酸エステル製剤により発作が増悪することがあるので，リン酸エステルである水溶性ハイドロコートン® が選択されることが多い．

(3) 酸素吸入

目標値を，SpO_2 95 ％前後（PaO_2 80mmHg 前後）とする（発作治療ステップ 2・3）．

(4) テオフィリン製剤

有効血中濃度（成人），8 〜 20 μg/mL であるが中毒域が近いので，目標値は，5 〜 15 μg/mL とされる．アミノフィリン 6 mg/kg の静脈内投与は喘息発作急性期の治療として有効であるという報告がある．

(5) 吸入抗コリン薬

吸入 SABA に吸入 SAMA（イプラトロピウム）を加えると作用増強されるという報告がある．β_2 受容体刺激薬で効果が不十分な場合，吸入抗コリン薬の追加投与が考慮される．

(6) アドレナリン 0.1 ％皮下注射

アドレナリン 0.1 ％[注21] の 0.1 〜 0.3 mL 皮下注射は，20 〜 30 分ごとに反復投与できるが，脈拍を 130/分以下に維持する必要がある．副作用として，不整脈，心停止に注意する．抗精神病薬，α 受容体遮断薬などの併用薬にも注意を要する．

注21：ボスミン® がある.

（7）その他

症状に応じて抗菌薬，補液，鎮静薬などを使用して対応する．

処方例

喘鳴があり，少し息苦しい状態（小発作）．
家庭（治療中で，処方薬を持参している場合）では①，②のいずれかを，医療機関では③が処方される．
①サルブタモールインヘラー（100 μg）　1回1〜2吸入　症状出現時頓用
　（ただし，発作が続く場合，1回2吸入，3時間以上空けて1日最大4回まで）
②アミノフィリン錠（100 mg）　1回1〜2錠
　プロカテロール錠（25 μg）　1回1〜2錠　症状出現時頓用
③プロカテロール吸入液　0.3 mL ＋クロモグリク酸ナトリウム吸入液　2 mL
　＋生理食塩液　2 mL　ネブライザーにより吸入

商品名
サルブタモール：サルタノール
アミノフィリン：ネオフィリン
プロカテロール：メプチン
クロモグリク酸：インタール

処方解説◆評価のポイント

■**処方目的**
処方薬①：即効性の気管支拡張作用
処方薬②：気管支拡張作用
処方薬③：気管支拡張のための緊急対応
■**効果のモニタリングポイント**
処方薬①②③：自覚症状（呼吸困難感，咳，喘鳴など），%FEV$_1$，%PEF，血液
　　　　　　ガス（PaO$_2$，PaCO$_2$，SaO$_2$，pH）の改善
■**副作用のモニタリングポイント**
処方薬①：血清カリウム値の低下による不整脈，血管浮腫，蕁麻疹，血圧低下，
　　　　　心悸亢進など
処方薬②：ショック，アナフィラキシーショック，痙攣，意識障害，急性脳症など
処方薬③[※1]：ショック，アナフィラキシーショック，重篤な血清カリウム値の低下

▶▶▶留意事項
[※1]　プロカテロールは，キサンチン誘導体，副腎皮質ステロイド薬，利尿薬などとの併用により，増強することがあるので要注意．

大発作，入院，発作の既往がある患者および，上記処方で改善しない場合は，速やかに下記を処方する．

処方例

苦しくて横になれない状態，または発作治療ステップ1が無効な場合（中発作）．
発作治療ステップ1とともに，①に加え，②または③，さらに症状に応じて④を併用処方する．⑤酸素吸入は，酸素飽和度（SpO$_2$）95% 以下，PaO$_2$ 80 Torr 以下で投与される．
①アミノフィリン注　1回6 mg/kg ＋ソリタ-T3号輸液　1回200 mL 点滴静注，
　最初の半量を15分で投与し，残りの半量を45分で投与
②ヒドロコルチゾン注　1回200〜500 mg　点滴静注
③メチルプレドニゾロンコハク酸エステルナトリウム注　1回40〜125 mg　点滴静注[※1]
④アドレナリン注　1回0.1〜0.3 mL　皮下注
⑤酸素吸入　1〜2 L/分　鼻カニューラ

商品名
アミノフィリン：ネオフィリン
ヒドロコルチゾン：水溶性ハイドロコートン
メチルプレドニゾロン：ソル・メドロール
アドレナリン：ボスミン

Chapter 1　気管支喘息

処方解説◆評価のポイント

■処方目的

処方薬①：気管支拡張作用

処方薬②③：抗炎症作用

処方薬④：β受容体刺激作用による気管支平滑筋弛緩とα受容体刺激作用による
気管支拡張作用

処方薬⑤：血中酸素濃度の維持

■主な禁忌症

処方薬②：〈原則禁忌〉有効な抗菌薬の存在しない感染症，全身の真菌症の患者およ
び，急性心筋梗塞を起こした患者

処方薬③：生ワクチンまたは弱毒生ワクチン

〈原則禁忌〉有効な抗菌薬の存在しない感染症，全身の真菌症の患者およ
び，急性心筋梗塞を起こした患者，腎機能低下および慢性腎不全の
ある重症感染症の患者．

処方薬④：狭隅角や前房が浅いなど眼圧上昇の素因のある患者（開放隅角緑内障
は除く），ブチロフェノン系・フェノチアジン系などの抗精神病薬，α
受容体遮断薬投与中

〈原則禁忌〉虚血性心疾患，動脈硬化症，甲状腺機能亢進症，糖尿病，
心室性頻拍などの重症不整脈患者，精神神経症，コカイン中毒患者

処方薬⑤：パラコート中毒の患者

■効果のモニタリングポイント

処方薬①②③④⑤：自覚症状（呼吸困難感，咳，喘鳴など），%FEV$_1$，%PEF，
血液ガス（PaO$_2$，PaCO$_2$，SaO$_2$，pH）の改善[※2]

■副作用のモニタリングポイント

処方薬①：頭痛，悪心，嘔吐，頻脈，不整脈など

処方薬②：誘発感染症，感染症の増悪，副腎皮質機能不全，糖尿病，消化性潰瘍，
精神変調，骨粗しょう症，緑内障など

処方薬③：出血性ショック，感染性ショック，腎移植時の免疫反応抑制など

処方薬④：肺水腫，呼吸困難，心停止など

処方薬⑤：CO$_2$ナルコーシスによる呼吸抑制・呼吸停止，酸素中毒症，全身痙攣
など[※3]

▶▶▶留意事項

[※1] メチルプレドニゾロンコハク
酸エステルナトリウムは，アスピ
リン喘息のある患者の40～60%
を，コハク酸エステル製剤により
発作が悪化する場合があるので，
その場合は，ヒドロコルチゾンリ
ン酸エステルを選択する．

[※2] 特に，酸素吸入については，
パルスオキシメーターで経皮的動
脈血酸素飽和度（SaO$_2$）を測定
する．

[※3] 特に高血圧患者では血圧・心
電図モニターが必要であるといわ
れている．

処方例

苦しくて動けず話すこともできない大発作の状態，または「中発作」に対する治療
が無効な場合（大発作）．

「中発作」に対する治療をすべて開始したのち，①に加えて②または③を継続する．

①アミノフィリン注　0.6～0.8mg/kg/時　持続点滴静注[※1]

②ヒドロコルチゾン注　1回100～200mg　4～6時間ごとに点滴静注

③メチルプレドニゾロンコハク酸エステルナトリウム注　1回40～125mg　点
滴静注

④酸素吸入　PaO$_2$ 80 Torr（SpO$_2$ 95%）を目標に投与量調節 1～2L/分

商品名

アミノフィリン：ネオフィリン

ヒドロコルチゾン：水溶性ハイド
ロコートン

メチルプレドニゾロン：ソル・メ
ドロール

処方解説◆評価のポイント

■**処方目的**
処方薬①：気管支拡張作用
処方薬②③：抗炎症作用
処方薬④：血中酸素濃度の維持

■**主な禁忌症**
処方薬②：原則禁忌は，有効な抗菌薬の存在しない感染症，全身の真菌症の患者，急性心筋梗塞を起こした患者
処方薬③：生ワクチンまたは弱毒生ワクチン
〈原則禁忌〉有効な抗菌薬の存在しない感染症，全身の真菌症の患者，急性心筋梗塞を起こした患者，腎機能低下および慢性腎不全のある重症感染症の患者
処方薬④：パラコート中毒の患者

■**効果のモニタリングポイント**
処方薬①②③④：自覚症状（呼吸困難感，咳，喘鳴など），%FEV_1，%PEF，血液ガス（PaO_2，$PaCO_2$，SaO_2，pH）の改善[※2]

■**副作用のモニタリングポイント**
処方薬①：頭痛，悪心，嘔吐，頻脈，不整脈など
処方薬②：誘発感染症，感染症の増悪，副腎皮質機能不全，糖尿病，消化性潰瘍，精神変調，骨粗しょう症，緑内障など
処方薬③：出血性ショック，感染性ショック，腎移植時の免疫反応抑制など
処方薬④：CO_2ナルコーシスによる呼吸抑制・呼吸停止，酸素中毒症，全身痙攣など

▶▶▶**留意事項**
[※1] アミノフィリンの投与量は，テオフィリン血中濃度 15～20 μg/mL を目標として調整する．
[※2] 特に，酸素吸入については，パルスオキシメーターで経皮的動脈血酸素飽和度（SaO_2）を測定する．

❹ 小児気管支喘息への対応

　小児喘息の治療に関して，小児気管支喘息治療・管理ガイドライン（JPGL 2012）で長期管理による**寛解・治癒**が目標として設定されている．治療は，「炎症抑制を目的に，喘息増悪因子の軽減（生活環境整備）と薬物療法を組み合わせた長期的な包括的介入を行う必要がある」としている．医療者と患児とその保護者がパートナーシップを確立し，患児に高いアドヒアランスを育て，良好なコントロール状態を維持することが求められる．

❺ その他の喘息への対応

（1）アスピリン喘息

　おおむね治療は同様であるが，静注用（注射用）ステロイド薬の急速静注で発作が悪化しやすいので特に注意する必要がある．ブロムヘキシンでも悪化しやすい．NSAIDs 誘発症状の治療としては，0.1%アドレナリン皮下注射が奏効しやすい．

　長期管理では，NSAIDs 誤使用を防止することに留意し，治療には ICS と LTRA の併用が必須である．

（2）運動誘発性喘息

　予防に，吸入 β_2 受容体刺激薬，マスト細胞安定化薬（DSCG），LTRA が用いられる．運動 15 分前の吸入 SABA の吸入や，吸入 LABA，LTRA の連日吸

Chapter 1 気管支喘息

入が推奨される．耐性が生じる可能性があるので，単剤の連用には注意を要する．

　副腎皮質ステロイドの一種である糖質コルチコイド，β_2 受容体刺激薬はアスリートのドーピング禁止薬物に含まれているため，世界ドーピング防止規定（WADA 規定），日本アンチドーピング機構（JADA）が定める TUE（いわゆる，除外措置）申請について知っておく必要がある．

Word WADA
World Anti-Doping Agency

Word JADA
Japan Anti-Doping Agency

Word TUE
治療使用特例
Therapeutic Use Exemptions

服薬指導

❶ 吸入のデバイスについて

　患者の呼吸状態を評価し，適切なデバイスを選択したうえで，そのデバイスの使用方法の説明と以下の吸入指導を行う（表 14 ～ 17）．

- 吸入ステロイド薬の使用後には，口腔・咽頭カンジダ症感染・嗄声・咽頭痛などを予防するため，**うがいを行う**（うがいの必要性は薬剤による）．
- 治療薬（パルミコート，シムビコート以外）を吸入した直後は，薬剤の肺内沈着率を増加させるために，**5 秒を目安に息止め**する．

❷ 治療について

- 喘息という病態は，ささいな刺激（風邪，アレルギー物質，運動など）で再発し，急激に悪化すると死に至ることもあるので，症状がなくても，**毎日薬物治療を継続**する必要がある．
- PEF の変動や症状を**日記に記録**することにより，病態を自己管理することが完治につながること，定期的に受診して状態に適した治療ステップを遂行すること（喘息日記は，独立行政法人 環境再生保全機構のホームページ：https://www.erca.go.jp/ からダウンロードできる）．
- 生活環境の整備を促し，喫煙している場合は禁煙する．
- 理解の浅い患者には，重篤な喘息発作を繰り返した場合，完全に気管が閉そくするような致死的高度発作を引き起こして死に至るといった**喘息死の危険性**がある．そのため，日ごろから良好な状態を保つことが大切である．

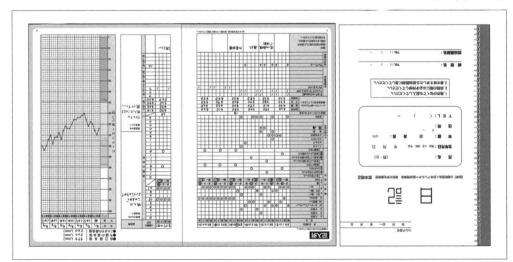

図13 喘息日記

〈写真提供：日本アルミ-株〉

Chapter 2

慢性閉塞性肺疾患

学習のポイント

主な臨床症状

徐々に生じる労作時の呼吸困難や慢性の咳，痰

主な臨床検査値

1 FEV₁ による病期分類：気管支拡張薬吸入後の 1 秒率

$$FEV_{1\%} = \frac{1秒量（FEV_1）}{努力性肺活量（FVC）} < 70\%$$

主な治療薬

1 気管支拡張薬

1) 吸入抗コリン薬
   ・短時間作用型吸入抗コリン薬（SAMA）〈オキシトロピウム，イプラトロピウム〉
   ・長時間作用型吸入抗コリン薬（LAMA）〈チオトロピウム，ウメクリジニウム，アクリジニウム，グリコピロニウム〉

2) 吸入 β₂ 受容体刺激薬
   ・短時間作用型（吸入）β₂ 受容体刺激薬（吸入 SABA）〈プロカテロール，サルブタモール，フェノテロール〉
   ・長時間作用型（吸入）β₂ 受容体刺激薬（吸入 LABA）〈サルメテロール，ホルモテロール，インダカテロール〉

3) 貼付用 β₂ 受容体刺激薬〈ツロブテロール〉

4) テオフィリン製剤〈ネオフィリン，テオフィリン〉

5) 吸入ステロイド薬（ICS）〈ベクロメタゾン，フルチカゾン，ブデソニド，シクレソニド，モメタゾン〉

6) 配合吸入薬
   ・長時間作用型 β₂ 受容体刺激薬／抗コリン薬配合吸入薬〈グリコピロニウム／インダカテロール，ウメクリジニウム／ビランテロール，オロダテロール／チオトロピウム〉
   ・長時間作用型 β₂ 受容体刺激薬／副腎皮質ステロイド配合吸入薬〈サルメテロール／フルチカゾン，ホルモテロール／ブデソニド〉

2 喀痰調整薬〈カルボシステイン，アンブロキソール，フドステイン〉

概要

慢性閉塞性肺疾患（chronic obstructive pulmonary disease：COPD）とは，有害物質の粒子やガスの長期的吸入によって生じる**肺の炎症性疾患**であり，呼吸機能検査で正常な状態に回復することのない気流閉塞を示す．

気流閉塞は末梢気道病変と気腫性病変がさまざまな割合で複合的に作用し，通常は進行性である．**末梢気道病変**とは，内径が 2 mm 未満の末梢気道（小気管支，細気管支）の炎症性変化で狭窄と肥厚が見られる状態である．一方，**気腫性病変**とは，肺胞がつぶれて弾力がなくなり，空気が吐き出されなくなる状態である．末梢気道病変は，気流制限の主要な要因で，肺胞系の破壊，中枢気道病変（粘液腺の肥大）の進行により気腫性優位となる．

タバコの煙を主とする有害物質（大気汚染など）を長期に吸入曝露することで生じる．40 歳以上で，喫煙歴がある人は，COPD を疑うべき対象となる．

Word SAMA
short acting muscaric antagonist

Word LAMA
long acting muscaric antagonist

Word SABA
short acting β₂ agonist

Word LABA
long acting β₂ agonist

Word ICS
inhaled corticosteroid

● 疫学 ●

わが国における COPD の有病率は，40歳以上で8.6%，喫煙者と喫煙経験のある人のほうが非喫煙者よりも高く，高齢者になるほど高くなる傾向にあったと報告されている（NICE スタディ，2001年）。

また，2014年の厚生労働省患者調査によると，病院で COPD と診断された患者数は約26万人で，2015年の厚生労働省統計では COPD による死亡者数は，15,756人，死亡順位は10位であった。

臨床症状

臨床的には徐々に生じる**労作時の呼吸困難**や**慢性の咳，痰**を特徴とするが，無症状の場合もある。労作時に呼気の気流制限のため呼出が不十分となり，呼気の蓄積により肺の過膨張を生じて呼吸困難を感じる。COPD によって，全身性炎症（炎症性サイトカインの上昇，CRP の上昇），栄養障害（脂肪量，除脂肪量の減少），骨格筋機能障害（筋量・筋力の低下），心・血管疾患（心筋梗塞，狭心症，脳血管障害），骨粗鬆症（脊椎圧迫骨折），抑うつ，糖尿病，睡眠障害，貧血などの**全身併存症**[注1] が見られる。

Word CRP
C 反応性タンパク質
C-reactive protein

注1：COPD 以外の疾患が全身に存在すること。

臨床検査

診断確定には**スパイロメトリー**による気流制限の有無の判断が必須である。その他，画像診断や呼吸機能精密検査，心電図などにより他の気流制限を生じる疾患を除外する。胸部単純 X 線では早期の COPD の判定は難しいが，HRCT は気腫性優位の COPD の早期検出に有用である。

Word HRCT
胸部高分解能 CT
high-resolution computed tomography

診断

気管支拡張薬吸入後のスパイロメトリーで**1秒率が70%未満**であれば，気流制限があると判定される（**図1**）。

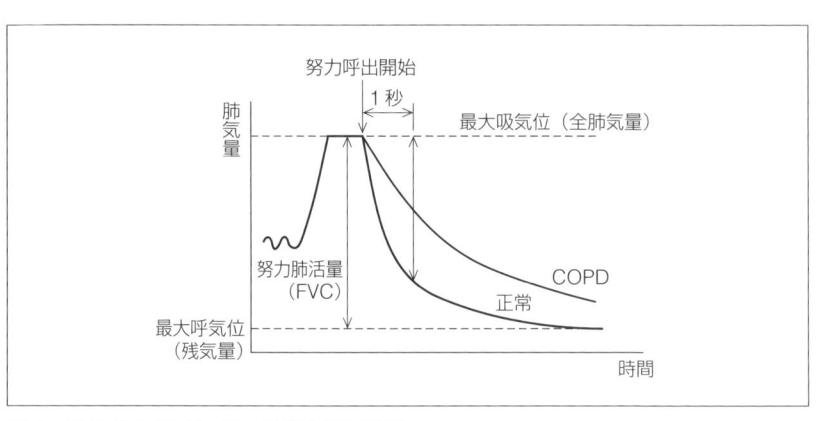

図1　スパイロメトリーによる努力呼出曲線

Chapter 2 慢性閉塞性肺疾患

$$1秒率（FEV_{1\%}）= \frac{1秒量（FEV_1）}{努力性肺活量（FVC）}$$

FEV1：気管支拡張薬吸入後の値

　その他，画像診断や呼吸機能精密検査，心電図などにより，他の気流制限を生じる疾患が除外されればCOPDと診断できる．なお，鑑別すべき疾患は，表1の通りである．

表1　鑑別すべき疾患

① 気管支喘息	② びまん性汎細気管支炎	③ 先天性副鼻腔気管支症候群
④ 閉塞性細気管支炎	⑤ 気管支拡張症	⑥ 肺結核　　　⑦ 塵肺症
⑧ リンパ脈管筋腫症	⑨ うっ血性心不全	⑩ 間質性肺疾患　⑪ 肺癌

　また，気流制限の程度をFEV$_1$によりCOPDの病期分類（表2）を行う．病期分類（FEV$_1$：気流閉塞）に加えて，体重（栄養障害），呼吸困難の程度，運動耐容能，ガス交換障害，性差などの要因を加味して重症度を判断する（表3）．また，呼吸困難の程度は息切れスケール（表4）にてグレードを判断する．

表2　病期分類

	病期		特徴
Ⅰ期	軽症	軽度の気流閉塞	FEV$_1$/FVC＜70% FEV$_1$≧80%予測値
Ⅱ期	中等症	中等度の気流閉塞	FEV$_1$/FVC＜70% 50%≦FEV$_1$＜80%予測値
Ⅲ期	重症	高度の気流閉塞	FEV$_1$/FVC＜70% 30%≦FEV$_1$＜50%予測値
Ⅳ期	最重症	極めて高度の気流閉塞	FEV$_1$/FVC＜70% FEV$_1$＜30%予測値あるいはFEV$_1$＜50%予測値，かつ，呼吸不全合併

表3　重症度の決定因子

① 体重（栄養障害）	② 気流閉塞（FEV$_1$：病期分類）	③ 呼吸困難の程度
④ 運動耐容能	⑤ ガス交換障害　⑥ 全身併存症	⑦ 性差　など

表4　息切れスケール

軽症	坂道や階段歩行，早歩きで息切れがあるが，苦痛というレベルではない
中等症	平地歩行で同世代と並んで歩くと自分だけ遅れる．
重症	更衣，洗面などの日常動作でも息切れがする．

〈出典：日本COPD対策推進会議 編，COPD診療のエッセンス（2014年版），日本医師会，2014〉

治療

COPD の管理目標は，次の 6 つである．

① 症状および QOL の改善

② 運動耐容能と身体活動性の向上および維持

③ 増悪の予防

④ 疾患の進行抑制

⑤ 全身併存症および肺合併症の予防と治療

⑥ 生命予後の改善

COPD の治療において，風邪などの呼吸器感染症の罹患による増悪が，さらなる呼吸機能の低下につながるため，増悪の予防は重要である．COPD の病期が進行しているほど，呼吸器感染症への罹患などによる増悪の頻度が高い．

Word ▶ QOL
生活の質
quality of life

❶ 安定期の管理

COPD の安定期の管理においては，増悪の予防の観点からすべての COPD 患者に対し，**禁煙およびインフルエンザワクチンの予防接種**が推奨される．そして，COPD の薬物治療および非薬物治療は，病期や臨床症状に応じて段階的に増強していく（図 2，図 3）．

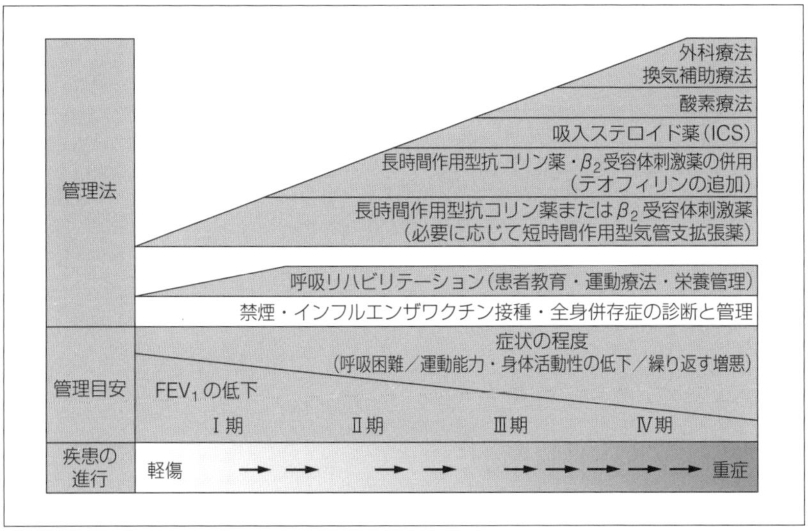

図 2　安定期 COPD の管理
＊ 1：重症度は FEV$_1$ の低下だけではなく，症状の程度や増悪の頻度を加味し，重症度を総合的に判断したうえで治療法を選択する．
＊ 2：増悪を繰り返す症例には，長時間作用性気管支拡張薬に加えて ICS や喀痰調整薬の追加を考慮する．
〈出典：日本呼吸器学会 COPD ガイドライン第 4 版作成委員会 編，COPD 診断と治療のためのガイドライン第 4 版，p.64，日本呼吸器学会，2013〉

Chapter 2 慢性閉塞性肺疾患

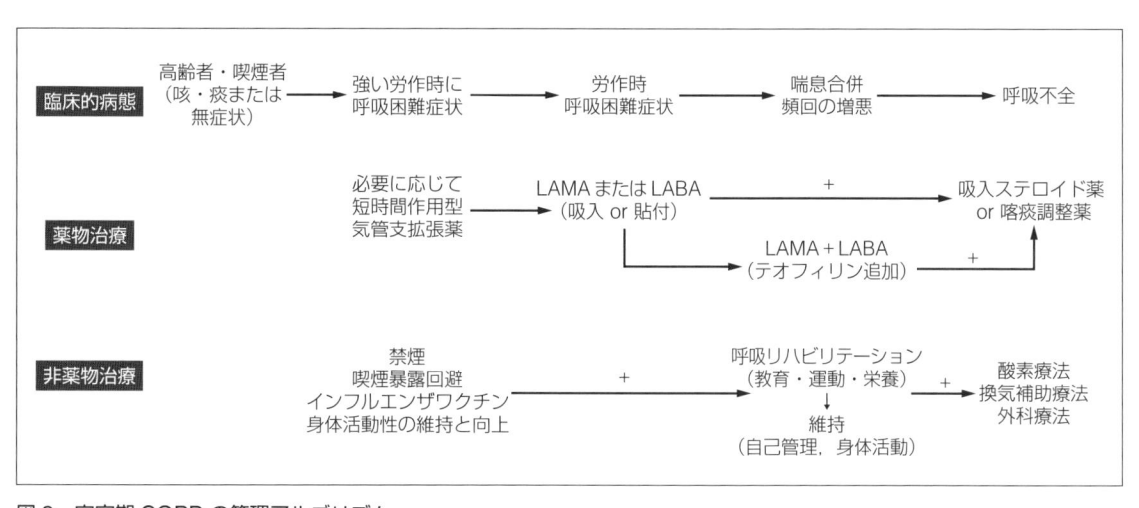

図3 安定期 COPD の管理アルゴリズム
吸入 LAMA：長時間作用型抗コリン薬　吸入 LABA：長時間作用型 β_2 受容体刺激薬
＋：加えて行う治療
〈出典：日本呼吸器学会 COPD ガイドライン第 4 版作成委員会 編，COPD 診断と治療のためのガイドライン第 4 版，p.65，日本呼吸器学会，2013〉

❷ 非薬物治療

COPD は，発症リスクの回避と適切な管理により，予防と治療が可能である（図3）．

（1）禁煙

病期に関係なくすべての COPD 患者において，禁煙，喫煙暴露回避が重要である．喫煙を長期間行っていても，禁煙が遅すぎることはなく，進行抑制の効果は期待できる（図4）．

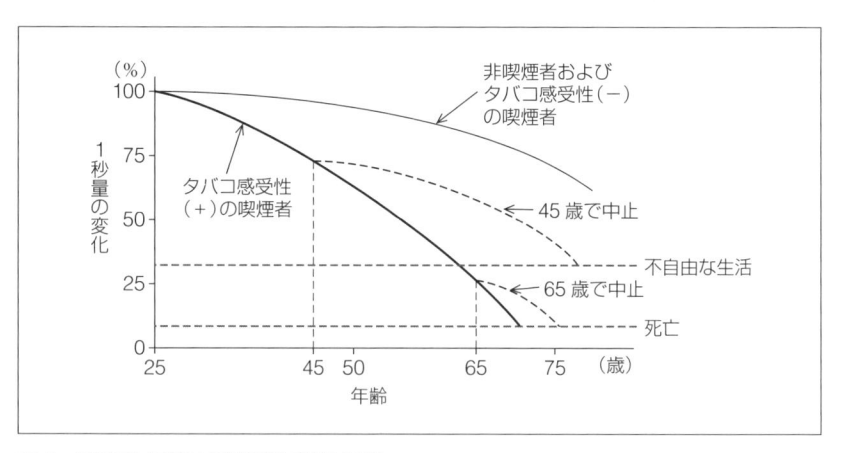

図4 COPD における肺機能の経年変化
〈出典：Fletcher C. et al., The natural history of chronic airflow obstruction. Br Med J.
1977 Jun 25;1(6077):1645-8. より改変〉

(2) 感染予防

　COPD 患者の増悪の原因は，**呼吸器感染**（風邪など）と**大気汚染**であり，COPD の病期が進行しているほど増悪の頻度が高い．呼吸器感染症の罹患は COPD を増悪させ，肺炎や高度の呼吸不全を生じ，死に至る場合がある．また，増悪が改善しても COPD はさらに進行することになるため，感染予防は重要である．

　インフルエンザの予防接種は，COPD の増悪による死亡率を減少させることから，すべての COPD 患者に推奨される．また，65 歳以上あるいは 65 歳未満で％FEV$_1$＜40％の患者では，**肺炎球菌ワクチンの接種**が推奨される．

(3) 呼吸リハビリテーションと運動療法

　病期 II 期では症状の軽減に加え，QOL，運動耐容能の改善を目的に呼吸リハビリテーションが推奨される．呼吸筋の柔軟性の回復のためにリラクゼーションやストレッチングからはじめ，**腹式呼吸や口すぼめ呼吸**などの呼吸法を行う．これらの呼吸リハビリテーションによって末梢気道の呼気時の閉塞を防ぐことで，1 回換気量を増大させ，呼吸数を減少させることにより，呼吸困難を軽減する．また，**全身持久力トレーニング**と**筋力トレーニング**を中心とした運動療法によって，呼吸筋や下肢筋などの骨格筋の機能不全を予防する．

　なお，以下の病態に対して運動療法は禁忌である．

表 5　運動療法が禁忌である病態

・不安定狭心症や最近発症した心筋梗塞
・心疾患（うっ血性心不全，重篤な不整脈，大動脈弁狭窄症，急性心筋炎など）の合併
・コントロール不良の高血圧症
・発熱などの急性感染症
・重篤な肝・腎機能障害
・運動を妨げる整形外科的疾患
・高度の認知障害
・重度の精神疾患
・未治療の代謝性疾患（甲状腺疾患など）

(4) 栄養管理

　COPD では閉塞性換気障害と肺の過膨張により，横隔膜・胃を圧迫し腹部膨満感を生じ，食事摂取量が低下する．もう一方で，閉塞性換気障害と肺の過膨張による呼吸筋力低下と換気効率の低下にともなって呼吸筋酸素消費量が増大し，安静時でもエネルギー消費が増大して代謝亢進状態になる．そのため，体重減少とともに**筋タンパク質量の減少とアミノ酸インバランス**[注2]（BCAA の低下）を生じて呼吸筋や下肢筋などの骨格筋の機能不全に至る．

　これを改善するために栄養療法が必要となる．栄養療法としては明らかな二酸化炭素の蓄積がある場合，エネルギー源として炭水化物の過剰摂取を避け，呼吸商[注3]の低い脂肪の比率を高くする．1 日摂取カロリー量は基礎代謝量の 120〜160％を補給し，タンパク質は BCAA 豊富なアミノ酸を 15〜20％，脂

注2：分岐鎖アミノ酸（branched chain amino acid：BCAA）であるバリン，ロイシン，イソロイシンが減少し，芳香族アミノ酸（aromatic amino acid：AAA）であるチロシン，フェニルアラニンが増加した状態をいう．

注3：体内で栄養素が酸化されて発生した二酸化炭素と，消費した酸素との容積比（CO_2/O_2）のことである．よって，呼吸商が低いということは，CO_2 産生量が少ないことを指す．

糖質：1.0，脂肪：0.7，タンパク質：0.8

肪は非タンパク質カロリー量の 20 〜 30％を目安とする.

（5）酸素療法

病期が進行するにつれて生じる呼吸不全を合併する患者では**在宅酸素療法**が有効であり，① 生存期間の延長，② 入院期間・回数の減少，③ 運動耐容能の改善，④ QOL の改善などが期待できる.

（6）外科的療法

包括的内科治療を最大限に行っても COPD の進行が認められる場合に考慮される.

治療薬

❶ 気管支拡張薬（表 6）

気管支拡張薬には**抗コリン薬**，**β_2 受容体刺激薬**，**テオフィリン製剤**があり，1 秒率，肺活量増加させ，残気量，残気率を低下させて息切れ，呼吸困難感を軽減，運動耐容能を増加させる．長時間作用型吸入気管支拡張薬がより有用である．これらの薬剤は，作用機序が異なるため，症状の改善が不十分な場合は併用によって効果の増強が期待できる．長時間作用型の抗コリン薬と β_2 受容体刺激薬の併用が必要な場合は，長時間作用型 β_2 受容体刺激薬と LAMA の配合吸入薬（表 7）が使用可能である.

ICS は，Ⅲ期以上で急性増悪を繰り返す場合に有効である．ICS の適応においても吸入 LABA と ICS の併用療法で副腎皮質ステロイド薬が β_2 受容体を増加させ，β_2 受容体刺激薬はステロイド受容体を活性化させ，抗炎症作用を増強させる．併用療法が必要な場合，吸入 LABA と ICS の配合吸入薬（表 7）が有用であり，FEV_1 の増大，症状の軽減，増悪の抑制などが期待できる.

テオフィリン製剤は，喘息合併や頻回の増悪がある場合，LAMA と吸入 LABA の併用に追加する．血中濃度をモニタリングして維持量を決定する必要がある.

（1）抗コリン薬

副交感神経のムスカリン受容体と結合することにより，アセチルコリンのムスカリン受容体への結合を妨げ，気管支収縮を抑制する.

（2）β_2 受容体刺激薬

気管支平滑筋の β_2 受容体を選択的に刺激し，気管支拡張作用を示す.

（3）テオフィリン製剤

ホスホジエステラーゼ阻害による細胞内 cAMP の増加，アデノシン受容体拮抗，細胞内 Ca^{2+} の分布調節により気管支拡張作用を示す.

（4）吸入ステロイド薬（ICS）

作用発現機序は完全に明らかになっていないが，炎症に関与する各種ケミカルメディエーターやサイトカインの産生を抑制することで抗炎症作用を示すと考えられている.

表6　気管支拡張薬

分類		医薬品	禁忌	主な副作用	備考
吸入抗コリン薬	短時間作用型	オキシトロピウム	緑内障，前立腺肥大症	口渇，嘔気，咳嗽，咽頭炎，苦味など	—
		イプラトロピウム		アナフィラキシー，上室性頻脈，心房細動，嘔気，口内乾燥，頭痛など	
	長時間作用型	チオトロピウム	閉塞隅角緑内障，前立腺肥大症	心不全，心房細動，期外収縮，イレウス，アナフィラキシー，口渇，浮動性めまい，嗄声および動悸など	—
		ウメクリジニウム吸入用		心房細動，咳嗽，呼吸困難)，口腔咽頭痛，便秘，味覚異常，上気道感染など	
		アクリジニウム吸入用		不整脈，めまい，口内乾燥，頭痛，咳嗽など	
		グリコピロニウム吸入用カプセル		心房細動，口内乾燥，排尿困難など	
吸入β_2受容体刺激薬	短時間作用型	プロカテロール	—	ショック，アナフィラキシー，重篤な血清カリウム値の低下，動悸，頻脈，振戦，頭痛・頭重感など	継続的過度の使用で不整脈，心停止を起こすおそれがある
		サルブタモール		重篤な血清カリウム値の低下，心悸亢進，気道刺激症状，悪心，脈拍増加，頭痛など	
		フェノテロール	カテコールアミン（エピネフリン，イソプロテレノールなど）を投与中	重篤な血清カリウム値の低下，動悸，振戦，頭痛，嘔気など	他の吸入β_2受容体刺激薬が無効な場合に限る．継続的過度の使用で不整脈，心停止を起こすおそれがある
	長時間作用型	サルメテロール	—	ショック，アナフィラキシー，重篤な血清カリウム値の低下，心悸亢進，口腔咽頭刺激感(咽頭異和感，咽頭痛など)，振戦など	継続的過度の使用で不整脈，心停止を起こすおそれがある
		ホルモテロール		重篤な血清カリウム値の低下，頭痛，振戦，動悸など	他の長時間作動型β_2受容体刺激薬または長時間作動型β_2受容体刺激薬を含む配合薬と同時に使用しない．継続的過度の使用で不整脈，心停止を起こすおそれがある
		インダカテロール		重篤な血清カリウム値の低下，咳嗽，蕁麻疹など	
長時間作用型貼付β_2受容体刺激薬		ツロブテロール	—	アナフィラキシー，重篤な血清カリウム値の低下，心悸亢進，振戦，接触性皮膚炎，そう痒症・適用部位そう痒感，紅斑・適用部位紅斑など	継続的過度の使用で不整脈，心停止を起こすおそれがある
テオフィリン製剤		テオフィリン	—	意識障害（痙攣，昏睡），横紋筋融解症，消化管出血，赤芽球癆，アナフィラキシーショック，肝機能障害，頻呼吸，高血糖症，悪心・嘔気，頭痛，腹痛，食欲不振，動悸など	血中濃度のモニタリングを実施（血中濃度 $5 \sim 15\,\mu g/mL$ 維持）
ICS		ベクロメタゾン	有効な抗菌薬の存在しない感染症，全身の真菌症	嗄声，AST 上昇，ALT 上昇，γ-GTP 上昇など	—
		フルチカゾン		アナフィラキシー，口腔および咽喉頭症状（不快感，むせ，疼痛，刺激感，異和感），嗄声，悪心など	
		ブデソニド		嗄声，咽喉頭疼痛，咳嗽，口腔カンジダ症，咽喉刺激感，悪心など	
		シクレソニド		呼吸困難，嗄声，発疹，尿中蛋白，AST 上昇，ALT 上昇など	
		モメタゾン		アナフィラキシー，口腔カンジダ症，嗄声，咽喉頭症状（不快感，疼痛，乾燥，刺激感），コルチゾール減少など	

呼吸器疾患編

Chapter 2　慢性閉塞性肺疾患

表7　配合吸入薬

分類	医薬品	禁忌	主な副作用	備考
長時間作用型 β_2 受容体刺激薬／抗コリン薬配合吸入薬	グリコピロニウム／インダカテロール	閉塞隅角緑内障，前立腺肥大症	重篤な血清カリウム値の低下，心房細動，咳嗽，口内乾燥など	継続的過度の使用で不整脈，心停止を起こすおそれがある
	ウメクリジニウム／ビランテロール		心房細動，頭痛，口内乾燥，咳嗽，味覚異常など	
	オロダテロール／チオトロピウム		心不全，心房細動，期外収縮，イレウス，閉塞隅角緑内障，アナフィラキシー，口渇など	
LABA/ICS 配合薬	サルメテロール／フルチカゾン	有効な抗菌薬の存在しない感染症，深在性真菌症	ショック，アナフィラキシー，重篤な血清カリウム値の低下，肺炎，嗄声，口腔カンジダ症，口腔および咽喉刺激感など	継続的過度の使用で不整脈，心停止を起こすおそれがある
	ホルモテロール／ブデソニド		アナフィラキシー，重篤な血清カリウム値の低下，嗄声，肺炎など	

❷ 喀痰調整薬 （表8）

喀痰調整薬は，肺機能や症状の改善効果は認められないが，QOL の改善や増悪の頻度低下に有用であるとの報告がある．

表8　喀痰調整薬

分類	医薬品	禁忌	主な副作用	備考
気道粘液調整・粘膜正常化薬	カルボシステイン	―	皮膚粘膜眼症候群，中毒性表皮壊死症，肝機能障害や黄疸，ショック，アナフィラキシー，食欲不振，下痢，腹痛，発疹など	―
気道潤滑去痰薬	アンブロキソール	―	皮膚粘膜眼症候群，ショック，アナフィラキシー，胃不快感，発疹，嘔気など	―
気道分泌細胞正常化薬	フドステイン	―	肝機能障害，黄疸，発疹，悪心，消化不良，そう痒症，感覚鈍麻，腹部不快感，下痢など	―

（1）気道粘液調整・粘膜正常化薬

カルボシステインは，粘液の構成成分のバランスを改善し，障害された粘膜上皮を正常化することにより粘液線毛輸送能を改善し，喀痰の喀出を促進する．

COPD 患者に喀痰調整薬であるカルボシステインを投与することで増悪頻度は非投与患者に比べて有意に減少する．また，増悪予防にはカルボシステインの長期投与（6か月以上）が効果的であるとされている（表9，図5）．

表9　カルボシステインの効果

回数あるいは患者数/年	コントロール群 (n = 51)	カルボシステイン群 (n = 51)	p value
風邪総数	212	97	<0.001
風邪平均回数	4.10±0.45	2.00±0.36	<0.001
2回以上風邪に罹患した患者総数	49（97%）	38（74%）	<0.05
増悪総数	102	35	<0.01
増悪平均回数	2.00±0.42	0.68±0.23	<0.01
2回以上増悪した患者総数	35（68%）	15（29%）	<0.01

〈出典：Carbocisteine reduces frequency of common colds and exacerbation in patients with chronic obstructive pulmonary disease. J Am Geriatr Soc 54, 378-380 2006〉

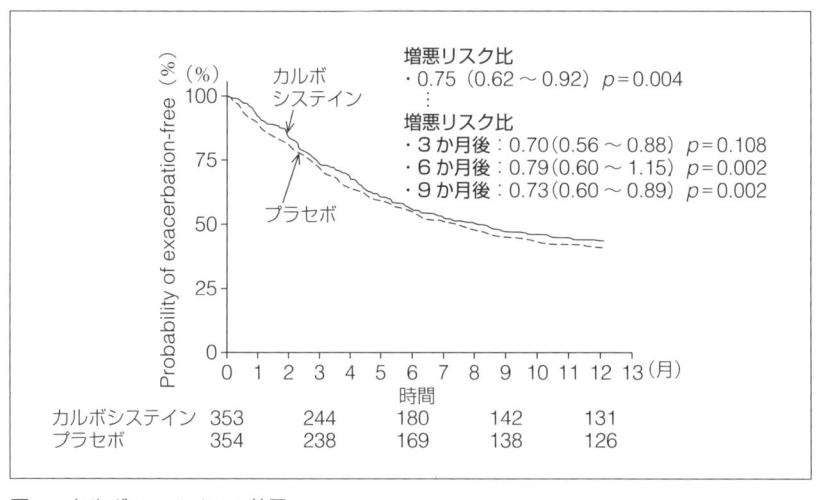

図5　カルボシステインの効果
〈出典：Jin-Ping Zheng, et al., Effect of carbocisteine on acute exacerbation of chronic obstructive pulmonary disease (PEACE Study): a randomised placebo-controlled study. The Lancet. Volume 371, No. 9629, p2013–2018, 14 June 2008〉

（2）気道潤滑去痰薬

アンブロキソールは，サーファクタント（肺表面活性物質）分泌促進作用，気道液の分泌促進作用，線毛運動亢進作用が総合的に作用して喀痰喀出効果を示す．

（3）気道分泌細胞正常化薬

フドステインは，気道粘液の主成分であるムチンを分泌する杯細胞の過形成抑制作用を示す．

薬物療法

薬物療法は，COPD患者の症状およびQOLの改善，運動耐容能と身体活動性の向上および維持，増悪の予防に有用である．COPDの安定期に使用される主な薬剤としては，気管支拡張薬，ICS，喀痰調整薬が用いられる．

Chapter 2 慢性閉塞性肺疾患

❶ 安定期の管理

薬物治療の中心は**気管支拡張薬**であり，**吸入投与が第一選択薬**となる．気管支拡張薬での治療で効果が不十分な場合は，増量するよりも多剤の併用により呼吸機能の改善，増悪の予防，QOL の改善効果を期待できる．また，**LAMA**や**LABA/ICS 配合薬**は気流閉塞の進行や死亡率を抑制することが期待できる．

COPD のガイドラインでは患者の重症度に応じて段階的にステップアップして用いることが示されている（図2，図3）．

まず I 期では，強い労作時に呼吸困難を生じる場合には必要に応じて短時間作用型気管支拡張薬を用いる．次に II 期で，労作時に呼吸困難を生じる場合には長時間作用型気管支拡張薬[注4] の定期投与により症状の軽減，運動耐容能，QOL の改善を目指す．さらに増悪が繰り返される場合には LAMA と吸入 LABA の併用，テオフィリン製剤の追加，吸入ステロイド薬や喀痰調整薬の追加を考慮し，増悪頻度の減少を図る．

注4：長時間作用型抗コリン薬（吸入 LAMA）または長時間作用型（吸入）β_2 受容体刺激薬（吸入 LABA）を指す．

❷ 増悪期の管理

増悪の原因の多くは，呼吸器感染症と大気汚染である．呼吸困難の増加，喀痰量の増加，喀痰の膿性化を指標として重症度を判断する（**表 10**）．

表 10　COPD 増悪の重症度分類

軽症	呼吸困難の悪化，喀痰量の増加，喀痰の膿性化のうち 1 つと，5 日以内の上気道感染，他に原因のない発熱，喘鳴の増加，咳の増加，呼吸数あるいは心拍数の 20%以上の増加のうち 1 つ以上
中等症	呼吸困難の悪化，喀痰量の増加，喀痰の膿性化のうち 2 つ
重症	呼吸困難の悪化，喀痰量の増加，喀痰の膿性化のすべて

呼吸不全を呈している場合や安定期の病期が III 期以上の場合では，入院治療が勧められる．入院を考慮する状態は以下の通りである．また，他疾患の鑑別を行い，治療方針などを決定する．

表 11　入院が必要な COPD

・呼吸困難の急激な増悪	・チアノーゼや浮腫の出現
・増悪に対する初期治療に無反応	・重大な併存症
・頻回の増悪	・不整脈の出現
・診断が不確実で鑑別診断が必要	・高齢者
・在宅サポートが不十分	

増悪時の薬物療法の基本は，気管支拡張薬，抗菌薬，副腎皮質ステロイド薬である．呼吸困難の増悪に対して，**吸入 SABA の反復投与が第一選択**である．効果不十分であれば吸入 SAMA の吸入を追加，経口あるいは**静注テオフィリン製剤**の投与を行う．

喀痰の膿性化が認められる症例は，細菌性気道感染が疑われるため，抗菌薬の投与が推奨される．換気補助療法が必要な場合も抗菌薬の投与を行う．外来

治療における抗菌薬として，経口ペニシリン系抗菌薬，ニューキノロン系抗菌薬が推奨される．一方，入院治療における抗菌薬としては，注射用 β-ラクタム系抗菌薬／β-ラクタマーゼ阻害薬，第3，4世代セフェム系抗菌薬，カルバペネム系抗菌薬，ニューキノロン系抗菌薬が推奨される．

　安定期の病期がⅢ期以上の増悪の場合，入院管理が必要な場合，外来管理でも呼吸困難が高度な場合には**副腎皮質ステロイド薬の全身投与**（プレドニゾロン 30～40 mg/日の 7～10 日間投与）が勧められる．

（1）気道分泌物の除去

　喀痰などの気道分泌物が多い場合には気道分泌物の除去が必要になる．薬物療法により気道分泌物の除去がなされるが，ネブライザーによる気道の加湿，体位ドレナージ，喀痰除去器具などによる除去を行う．

（2）酸素療法

　低酸素血症を呈する場合には酸素療法を行う．PaO_2 60 Torr 未満，あるいは SpO_2 90％未満の場合に PaO_2 60 Torr 以上，あるいは SpO_2 90％以上を目標として酸素吸入を行う．$PaCO_2$ が 45 Torr を超え，かつ pH7.35 未満の場合には，換気補助療法（非侵襲的あるいは侵襲的陽圧換気療法）が適応となる．

処方例

強い労作時に呼吸困難を生じる，$FEV_1 \geqq 80\%$ 予測値のⅠ期レベル症例
呼吸困難を生じたときに必要に応じて①使用する．同時に，禁煙指導，運動療法，インフルエンザワクチン接種を勧める．
サルブタモール吸入薬　1回2吸入　必要時，1日4回まで

商品名
サルブタモール吸入薬：サルタノールインヘラー

処方解説◆評価のポイント

■**処方目的**
呼吸困難の症状緩和

■**効果のモニタリングポイント**
症状の改善を確認

■**副作用のモニタリングポイント**
重篤な血清カリウム値の低下，心悸亢進，脈拍増加，頭痛など

処方例

労作時に呼吸困難を生じる，$50\% \leqq FEV_1 < 80\%$ 予測値 中程度の気流閉塞を有するⅡ期レベル症例
禁忌病態のないことを確認のうえ①を処方する．禁忌などで①が使用できない場合は②を処方する．
①チオトロピウム吸入薬（2.5 μg）1回2吸入　1日1回　朝
②サルメテロール吸入薬（50 μg）1回1吸入　1日2回　朝・就寝前

商品名
チオトロピウム吸入薬：スピリーバレスピマット
サルメテロール吸入薬：セレベント

Chapter 2 　慢性閉塞性肺疾患

処方解説◆評価のポイント

■**処方目的**
　処方薬①②：気管支拡張効果による呼吸困難などの症状および呼吸機能の改善
■**主な禁忌症**
　処方薬①：閉塞隅角緑内障，前立腺肥大症
■**効果のモニタリングポイント**
　処方薬①②：症状の改善，呼吸機能の改善
■**副作用のモニタリングポイント**
　処方薬①：心不全，心房細動，期外収縮，動悸，イレウス，口渇など
　処方薬②：アナフィラキシー，重篤な血清カリウム値の低下，心悸亢進，振戦，
　　　　　　口腔咽頭刺激感など

処方例

単剤では効果が不十分であったり，増悪を繰り返すことがあり，30% ≦ FEV$_1$ <
50% 予測値のⅢ期以上の症例
症状の長期管理において長時間作用型 β_2 受容体刺激薬と LAMA の併用が必要な
場合，禁忌病態のないことを確認のうえ両者の配合吸入薬①を処方する.
①で効果不十分あるいは喘息の合併が疑われる場合は③を処方する.
また，増悪を予防するために①または③に②を併用処方する.
①グリコピロニウム／インダカテロール配合吸入薬（50 μg/110 μg）　1 回 1 吸
　入　1 日 1 回　朝
②カルボシステイン DS　1 回 500 mg　1 日 3 回　毎食後
③サルメテロール／フルチカゾン配合吸入薬（50 μg/250 μg）　1 回 1 吸入　1
　日 2 回　朝夕

商品名
グリコピロニウム／インダカテ
　ロール配合吸入薬：ウルティ
　ブロ吸入用カプセル
カルボシステイン DS：ムコダイ
　ン DS
サルメテロール／フルチカゾン配
　合吸入薬：アドエアディスカス

処方解説◆評価のポイント

■**処方目的**
　処方薬①：気管支拡張効果による呼吸困難などの症状および呼吸機能の改善
　処方薬②：気道感染など増悪予防
　処方薬③：気管支拡張効果および抗炎症効果による呼吸困難などの症状および呼
　　　　　　吸機能の改善
■**主な禁忌症**
　処方薬①：閉塞隅角緑内障，前立腺肥大症
　処方薬③：有効な抗菌薬の存在しない感染症，深在性真菌症
■**効果のモニタリングポイント**
　処方薬①③：症状の改善，呼吸機能の改善
　処方薬②：増悪の頻度低下，QOL の改善
■**副作用のモニタリングポイント**
　処方薬①：重篤な血清カリウム値の低下，心房細動，口内乾燥など
　処方薬②：皮膚粘膜眼症候群，中毒性表皮壊死症，肝機能障害，アナフィラキシー，
　　　　　　食欲不振，下痢など
　処方薬③：アナフィラキシー，重篤な血清カリウム値の低下，嗄声，口腔カンジ
　　　　　　ダ症など

服薬指導

❶ 生活習慣など

- 疾病について患者自身が理解して安定期，増悪期における自己管理できるように指導を行う．
- 身体活動性の低下や栄養状態の悪化を防ぐため，運動療法と十分なカロリーとバランスのよい食事に心がける．
- 禁煙が重要であり，喫煙を長期間行っていても，禁煙が遅すぎることはなく，進行抑制の効果は期待できる．
- インフルエンザの季節では必ず予防接種を受ける．
- 気道感染が疑われた場合は速やかに医師・薬剤師に相談する．
- 患者教育では，以下に示す内容について患者自身に理解させ，医療者と共同で取り組む姿勢を向上させることが重要である．

表12　患者教育として患者に理解してもらうべきこと

・疾患の自己管理	・肺の構造・疾患，検査	・禁煙
・環境因子の影響	・薬物療法	・ワクチン接種
・増悪の予防・早期対応	・日常生活の工夫と呼吸困難の管理	
・運動の重要性	・栄養・食事療法	・栄養補給療法
・在宅酸素療法	・在宅人工呼吸療法	・福祉サービスの活用
・心理面への援助	・倫理的問題	

❷ 治療薬

- 吸入SABAは，頻回過度の吸入により不整脈，あるいは心停止のおそれがあるため，使用が頻回になるようであれば医師，薬剤師に相談する．

Chapter 3

ニコチン依存症

学習のポイント

主な臨床症状

禁断症状として「とてもタバコが吸いたい」「気分が落ち込む」「イライラ，怒りなどを感じる」「落ち着かない」「食欲が増す」「不安を感じる」「集中できない」「寝つきが悪い」「眠っても途中で目が覚める」といった症状が見られる.

主な臨床検査値

以下のいずれか.

1 ニコチン依存症判定テスト：TDS で 5 点以上
2 ブリンクマン指数（1 日喫煙本数×喫煙年数）200 以上

主な治療薬

1 ニコチン含有製剤〈ニコチンガム，ニコチンパッチ〉　　**2** $\alpha_4\beta_2$ ニコチン受容体部分作動薬〈バレニクリン〉

喫煙と疾病

　喫煙は，癌，循環器疾患，呼吸器疾患，糖尿病，その他さまざまな疾病との関連性が知られている．タバコの煙には多くの**発癌性物質（ニコチン，タール，一酸化炭素など）**が含まれており，煙の通り道となる口，喉，肺で，唾液に溶けて接触する食道，胃で，血中に移行して血液，肝臓，腎臓などで発癌する可能性がある.

　循環器疾患では，動脈硬化，冠動脈疾患，脳卒中などのリスクとなる．呼吸器疾患では，基礎疾患がなくても，喫煙により咳，痰，息切れなどの呼吸器症状を引き起こし，肺炎や COPD の発症につながる.

　また，喫煙によって，交感神経が刺激され，血糖上昇を生じ，インスリンの働きが妨げられることで，糖尿病を発症する．糖尿病患者が喫煙し続けると，糖尿病の治療効果が得られず，大血管障害（心筋梗塞，脳梗塞など）の発症リスクが高まる．また，骨粗鬆症，消化性潰瘍，歯周病なども喫煙により引き起こされる.

　その他，女性の喫煙では，妊娠能力の低下，早期破水，胎盤異常，早産・妊娠期間の短縮，低出生体重児などを引き起こす．さらに，喫煙者が吐き出す煙を周りの喫煙しない人が吸わされてしまう受動喫煙も同様のリスクがあり，大きな問題である.

Word TDS
ニコチン依存症を判定するテスト
tobacco dependence screener

Word COPD
慢性閉塞性肺疾患
chronic obstructive pulmonary disease

概要

　ニコチン依存症（nicotine dependence）とは，喫煙が健康に悪影響を及ぼすことがわかっているのに，禁断症状を避けるため喫煙をやめられない，禁煙をしようと決めてもやめられない状態である.

タバコの煙のなかには身体に悪影響を及ぼす一酸化炭素，ニコチンといった物質が含まれる．ニコチンは肺から急速に吸収され，脳内に達して$\alpha_4\beta_2$ニコチン受容体に結合する．すると，脳内でドパミンが放出され，快感や報酬感を与える．そして，さらにタバコを吸いたくなるといった循環を繰り返す．

喫煙はさまざまな疾病のリスクになるため禁煙することが推奨されている．タバコの包装への警告表示，受動喫煙防止の法制化など禁煙化が進んでいるが，まだまだ国内の喫煙率は高い．

● 疫学 ●

国民健康栄養調査（平成25年）では，現在習慣的に喫煙している者の割合は，19.3％である．性別にみると，男性32.2％，女性8.2％であり，男女ともに10年間で減少傾向にある．

現在習慣的に喫煙している者のうち，タバコをやめたいと思う者の割合は，24.6％であり，平成23年と比べて男女とも減少している．タバコの本数を減らしたいと思う者の割合は，33.5％であり，平成23年と比べて増加している．

臨床症状

ニコチン依存症には，**身体的依存**と**心理的依存**が存在する．ニコチンが切れてくる禁断症状，離脱症状としては，**表1**のような身体的依存の症状が現れる．これらの症状は禁煙の継続により次第に軽減してくる．

表1　身体的依存の症状

・とてもタバコが吸いたい
・気分が落ち込む
・イライラ，怒りなどを感じる
・落ち着かない
・食欲が増す
・不安を感じる
・集中できない
・寝つきが悪い
・眠っても途中で目が覚める　　など

心理的依存は，他人の喫煙や喫煙していた状況でタバコを吸ってよかったとの思いにより，喫煙の欲求が高まる状態で，喫煙歴が長いほど生じやすい．

診断

ニコチン依存症を判定するテスト（TDS）によって，ニコチンへの依存度の判定を行う（**表2**）．このテストはニコチン依存症診断基準となっており，各設問の有無を回答し，「あり」を1点として5点以上で，ニコチン依存症と判定される．そのほか，喫煙状況，禁煙の準備状況，喫煙にともなう症状や身体所見などを問診，診察して禁煙治療を判断する．

Chapter 3　ニコチン依存症

表2　ニコチン依存症を判定するテスト（TDS）

Q1	自分が吸うつもりよりも，ずっと多くタバコを吸ってしまうことがありましたか．
Q2	禁煙や本数を減らそうと試みて，できなかったことがありましたか．
Q3	禁煙したり本数を減らそうとしたときに，タバコがほしくて，ほしくてたまらなくなることがありましたか．
Q4	禁煙したり本数を減らしたときに，次のどれかがありましたか． ・イライラ，眠気，神経質，胃のむかつき，落ち着かない，脈が遅い，集中しにくい ・手のふるえ，ゆううつ，食欲または体重増加，頭痛
Q5	上の症状を消すために，またタバコを吸い始めることがありましたか．
Q6	重い病気にかかったときに，タバコはよくないとわかっているのに吸うことがありましたか．
Q7	喫煙により自分に健康問題が起きているとわかっていても，喫煙することがありましたか．
Q8	喫煙により自分に精神的問題（不安や抑うつなど）が起きているとわかっていても，喫煙することがありましたか．
Q9	自分はタバコに依存していると感じることがありましたか．
Q10	タバコが吸えないような仕事やつきあいを避けることが何度かありましたか．

なお，注釈については本質問票の開発者と協議し，追加した「循環器学会のガイドライン」
〈出典：川上憲人：TDS スコア．治療，88（10）：p.2491-2497，南山堂，2006〉

治療

　ニコチン依存症の治療では，禁煙することが重要である．喫煙を長期間行っていても，禁煙が遅すぎることはなく，健康改善の効果は期待できる．疾病を有した人だけでなく，疾病の予防の観点からも禁煙は必要である．**禁煙治療の対象**は，以下の条件を満たした場合である．

　① 直ちに禁煙をしようと考えている．
　② TDS で 5 点以上のニコチン依存症と診断された．
　③ ブリンクマン指数（1 日喫煙本数×喫煙年数）200 以上である．
　④ 禁煙治療を受けることを文書で同意している．

　禁煙治療は，初回診察に加えて，初回診察から 2 週間後，4 週間後，8 週間後，12 週間後の計 4 回の再診で行っていく（**表3**）．

表3　標準禁煙治療プログラム（保険適用）

診察	禁煙治療
初回診察	① 喫煙状況，禁煙の準備性，TDS による評価結果の確認 ② 喫煙状況とニコチン摂取量の客観的評価と結果説明（呼気一酸化炭素濃度測定など） ③ 禁煙開始日の決定 ④ 禁煙にあたっての問題点の把握とアドバイス ⑤ 禁煙補助薬（ニコチン含有製剤またはバレニクリン）の選択と説明
再診 ※初回診察から2，4，8，12週間後（計4回）	① 喫煙（禁煙）状況や離脱症状に関する問診 ② 喫煙状況とニコチン摂取量の客観的なモニタリングと結果説明（呼気一酸化炭素濃度測定など） ③ 禁煙継続にあたっての問題点の把握とアドバイス ④ 禁煙補助薬（ニコチン含有製剤またはバレニクリン）の選択と説明

❶ 初回診療

初回診療では，表2の①〜⑤を行う．初回診察で最も重要なことは，禁煙開始日を具体的に決めることであり，初回診察から禁煙開始日までの期間が短いほど，禁煙治療期間を有効に使うことができる．禁煙開始日が決まったら禁煙宣言書を書いてもらう．それにより治療に対するモチベーションが上がる．その際，禁煙にあたっての喫煙者の不安や心配ごとを聞き出し，その解決策を考える．

そして，禁煙補助薬の種類とその特徴などを説明して禁煙補助薬を選択し使用方法を説明する．禁煙補助薬は，禁煙を強く望んでいる患者または健常人で，かつ，禁煙時のイライラや集中困難などのニコチン離脱症状の緩和が必要な場合に適応となる．禁煙補助薬を使うと，禁煙成功率が約2倍高まるだけでなく，離脱症状を抑えながら比較的楽に禁煙できる．

❷ 再診

再診（初回診察から2，4，8，12週間後の計4回）では，表2の①〜④を行う．まずは，各時点における喫煙状況について問診し，禁煙が継続できている場合は，継続について賞賛する．次に，ニコチンの離脱症状（前述参照）の有無とその内容について聞く．さらに呼気一酸化炭素濃度検査を実施して禁煙状況の客観的なモニタリング（非喫煙者レベルの確認）を行う．禁煙継続にあたっての喫煙者の不安や心配ごとを聞き出し，その解決策を考える．もし，治療禁煙できなかった場合や禁煙が継続できなかった場合は，その問題点を話し合い，アドバイスするとともに，新たな禁煙開始日を設定し，禁煙治療を継続するようにする．さらに，禁煙補助薬の使用方法，使用状況，効果・副作用の確認を行い，必要に応じて対処する．

治療薬

禁煙補助薬にはニコチン含有製剤とニコチンを含有しない$\alpha_4\beta_2$ニコチン受容体の部分作動薬がある．ニコチン含有製剤はニコチン代替療法として用いるものである．ニコチン含有製剤の場合，禁煙後の体重の増加を遅らせたり，抑えたりする効果も期待できる．ニコチン含有製剤と$\alpha_4\beta_2$ニコチン受容体部分作動薬は原則として併用しない．

❶ ニコチン含有製剤

禁煙時に出現するニコチン離脱症状に対して，ニコチンを補充して，その症状を緩和しながら，心理・行動的依存（習慣）を離脱し，ニコチン補給量を調節しながら，ニコチン依存から離脱させる．

（1）ニコチンガム（OTC医薬品，ニコチン量2 mg）

（a）禁忌

非喫煙者，他のニコチン含有製剤を使用中，妊婦または妊娠の可能性のある

婦人，授乳婦，重い心臓病（急性期の心筋梗塞，重篤な狭心症，重篤な不整脈），急性期脳血管障害（脳梗塞，脳出血など），うつ病，あごの関節障害などが起こる．

（b）使用方法

タバコを吸いたいと思ったとき，1回1個を30〜60分間かけてかむ．通常，1日4〜12個から始めて適宜増減するが，1日の総使用個数は24個を超えない．禁煙に慣れてきたら（1か月前後），1週間ごとに1日の使用個数を1〜2個ずつ減らし，1日の使用個数が1〜2個となった段階で中止する．使用期間は3か月をめどとする．また，コーヒーや炭酸飲料などを飲んだ後は，十分な効果が得られない可能性があるためしばらくは使用しない．

（c）主な副作用

口腔や咽頭のひりひり感，顎の筋肉や関節の痛みなど．連続して必要以上に噛んだ場合，ニコチンが口腔粘膜から吸収されずに嚥下されて吐き気，胸やけ，胃の不快感，しゃっくりなどが起きる．

表4　1日の使用個数の目安

使用開始時の1日の使用個数の目安	本数と個数		
禁煙前の1日の喫煙本数	20本以下	21〜30本	31本以上
1日の使用個数	4〜6個	6〜9個	9〜12個

（2）ニコチンパッチ

ニコチンパッチには，OTC医薬品（ニコレットパッチ®，ニコチネルパッチ®，シガノンCQ®）と医療用医薬品（ニコチネルTTS®）がある（表5）．

表5　代表的なニコチン貼付剤

	OTC医薬品	医療用
主な商品名	ニコチネルパッチ（20，10）	ニコチネルTTS（30，20，10）
禁忌	非喫煙者，他のニコチン含有製剤を使用中，妊婦または妊娠の可能性のある婦人，授乳中の人，重い心臓病（急性期の心筋梗塞，重篤な狭心症，重篤な不整脈），急性期脳血管障害（脳梗塞，脳出血など），うつ病	非喫煙者，妊婦または妊娠している可能性のある婦人，授乳婦，不安定狭心症，急性期の心筋梗塞（発症後3か月以内），重篤な不整脈のある患者または経皮的冠動脈形成術直後，冠動脈バイパス術直後，脳血管障害回復初期
使用方法	・最初の6週間はニコチネルパッチ20，1日1回1枚を起床時から就寝時まで貼付し，次の2週間はニコチネルパッチ10，1日1回1枚を起床時から就寝時まで貼付する． ・貼付場所は，上腕部，腹部あるいは腰背部とし毎日場所を変える． ・禁煙によるイライラなどの症状がなくなり，禁煙を続ける意志が強く，禁煙を継続できる自信がある場合には，6週間のニコチネルパッチ20を使用後，中止可能．	・1日1回1枚24時間貼付する．通常，最初の4週間はニコチネルTTS30から貼付し，次の2週間はニコチネルTTS20を貼付し，最後の2週間はニコチネルTTS10を貼付する． ・なお，最初の4週間に減量の必要が生じた場合は，ニコチネルTTS20を貼付する．10週間を超えて継続投与しない．
主な副作用	貼布部位の皮膚の発赤や痒み，不眠など	アナフィラキシー，不眠，貼付部位の紅斑（かぶれ，発赤など），そう痒など

*ニコチン量　・ニコチネルパッチ：20（35mg），10（17.5mg）
　　　　　　　・ニコチネルTTS：30（52.5mg），20（35mg），10（17.5mg）

❷ $\alpha_4\beta_2$ ニコチン受容体部分作動薬

　脳内の $\alpha_4\beta_2$ ニコチン受容体に結合して，ニコチンを遮断し喫煙による満足感を抑制する拮抗作用とニコチンの作用で放出されるよりも少量のドパミンを放出させ，禁煙にともなう離脱症状やタバコに対する切望感を軽減する刺激作用を示す.

（1）バレニクリン

（a）使用方法

　禁煙開始日から1週間前に本剤の投与を始める．通常，1～3日目は 0.5 mg を1日1回食後に経口投与，4～7日目は 0.5 mg を1日2回朝夕食後に経口投与，8日目以降は 1 mg を1日2回朝夕食後に経口投与する．投与期間は 12 週間とするが，12 週間の禁煙治療により禁煙に成功した場合，長期間の禁煙をより確実するためにさらに 12 週間延長することもできる.

（b）主な副作用

　皮膚粘膜眼症候群，血管浮腫，意識障害，肝機能障害，黄疸，嘔気，不眠症，異常な夢，頭痛，鼓腸などが，主な副作用である．また，基礎疾患として有している精神疾患の悪化，抑うつ気分，不安，焦燥，興奮，行動または思考の変化，精神障害，気分変動，攻撃的行動，敵意，自殺念慮および自殺も報告されている.

処方例

禁煙開始日から1週間前に服用を開始して①→②→③で治療を進める．①の服用時期は朝，昼，夕のいずれも可能である．長期間の禁煙をより確実するために，さらに 12 週間延長することもできる.
①バレニクリン　1回 0.5 mg　1日1回　朝食後　　　1～3日目
②バレニクリン　1回 0.5 mg　1日2回　朝夕食後　　4～7日目
③バレニクリン　1回 1 mg　　1日2回　朝夕食後　　8日目～12週間

商品名
バレニクリン：チャンピックス

処方解説◆評価のポイント

■処方目的
　処方薬①②③：ニコチン受容体の遮断によって喫煙による満足感の抑制，禁煙にともなう離脱症状やタバコに対する切望感の軽減
■効果のモニタリングポイント
　処方薬①②③：禁煙状態の確認
■副作用のモニタリングポイント
　処方薬①②③：皮膚粘膜眼症候群，血管浮腫，意識障害，肝機能障害，嘔気，抑うつ気分，不安，焦燥，興奮など

Chapter 3　ニコチン依存症

服薬指導

❶ 禁煙指導

- 禁煙を達成するためには，患者の禁煙に対する動機付けが重要であり，禁煙することの必要性や禁煙の効果（疾病の進展あるいは予防効果）について十分に説明する．
- 禁煙治療プログラムに準じて進めることを勧奨する．
- 禁煙に対する不安や心配ごとを十分に聞き出し，相談して禁煙に対する自信を強化でき，禁煙治療を継続できる解決策をアドバイスする．禁煙治療中継続して行う．
- 喫煙を長期間行っていても，禁煙が遅すぎることはなく，健康改善の効果は期待できる．
- 低タール，低ニコチンでもリスクが減らない，タバコの本数を減らすということでは，禁煙できない．
- 心理・行動的依存から離脱するため，以下のような日常生活の工夫を行う．
  ① 食べ過ぎ，過度のコーヒーやお酒の摂取，ストレス，夜更かしなど禁煙と結びつく行動を変える．
  ② タバコ，ライター，灰皿を処分する，タバコを吸えない場所を利用するなど，禁煙しやすい環境をつくる．
  ③ 吸いたくなったら，深呼吸，果物の摂取，水・フルーツジュース・牛乳の摂取など，喫煙の代わりになる行動を行う．
  ④ 禁煙補助薬を使用している場合は，その使用方法，効果，副作用について説明し，継続的に確認し，必要に応じて対処する．

❷ 治療薬

- バレニクリンにおいては吐き気防止のため食後1杯の水で服用する．また，服用中は車の運転や危険な作業をしない．
- ニコチン代替療法において，不眠が見られた場合は就寝前に使用しない．
- 禁煙により影響される薬剤（CYP1A2[注1]で代謝される薬剤：テオフィリン，フルボキサミン，オランザピンなど）の服用を確認し，禁煙での用法用量を医師に提案する．

注1：ニコチンはCYP1A2を阻害するため，CYP1A2で代謝される薬で禁煙前から服用しているものは，減量などの調整が必要な場合がある．

Chapter 4

間質性肺炎

呼吸器疾患編

学習のポイント

主な臨床症状
1 自覚症状：労作時の呼吸困難，乾性咳嗽
2 身体所見：聴診で捻髪音の聴取，低酸素血症に起因するチアノーゼ，ばち状指

主な臨床検査値
1 血液検査：赤沈の亢進，LDH の上昇，特異的マーカー（SP-A，SP-D，KL-6）の上昇，リウマチ因子や抗核抗体の陽性
2 画像検査：胸部 X 線あるいは CT で間質性病変の陰影
3 肺機能検査：肺活量の減少，拡散能の低下

主な診断指標
臨床診断基準にしたがい，原因が明らかなじん肺，薬剤性肺炎，サルコイドーシス，膠原病などの疾患を除外する．

主な治療薬
1 副腎皮質ステロイド薬〈プレドニゾロン，メチルプレドニゾロン〉
2 免疫抑制薬〈シクロスポリン，アザチオプリン，シクロホスファミド〉

概要

間質性肺炎（idiopathic pulmonary：IP）は，肺胞壁を主な病変部位とする間質の炎症で，原因不明の特発性間質性肺炎（idiopathic interstitial pneumonias：IIPs）と膠原病やその類縁疾患（関節リウマチ，シェーグレン症候群，血管炎など），じん肺，薬剤性肺炎など種々の疾患に合併して生じるものがある．

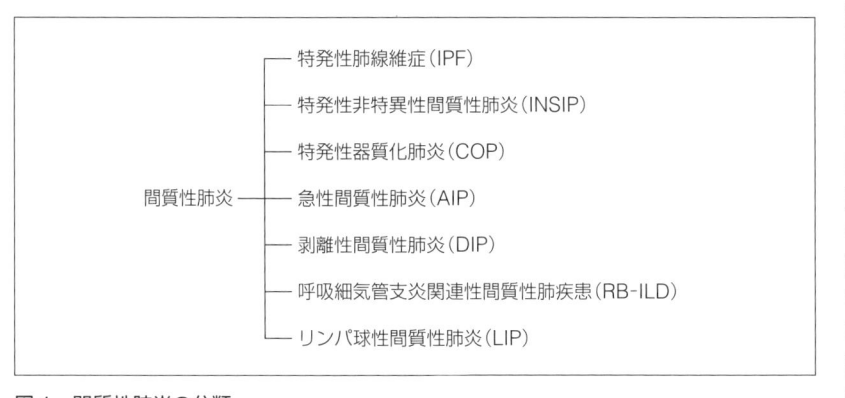

図1 間質性肺炎の分類

特発性間質性肺炎は，図1のように分類され，日本人で発症した場合は IPF，INSIP，COP がほとんどである．IPF，INSIP，DIP，RB-ILD は，通常，慢性の経過であり，COP，AIP は急性から亜急性である．ここでは最も頻度の

Word ▶ IPF
idiopathic pulmonary fibrosis

Word ▶ INSIP
idiopathic non-specific interstitial pneumonia

Word ▶ COP
cryptogenic organizing pneumonia

Word ▶ AIP
acute interstitial pneumonia

Word ▶ DIP
desquamative interstitial pneumonia

Word ▶ RB-ILD
respiratory bronchiolitis-associated interstitial lung disease

Word ▶ LIP
lymphocytic interstitial pneumonia

53

Chapter 4　間質性肺炎

高い IPF について解説する.

臨床症状

　自覚症状としては**労作時の呼吸困難**，**乾性咳嗽**が見られる．IPF と INSIP では急性増悪として呼吸困難の増強が見られることがある．身体所見では聴診で捻髪音[注1]が聴取され，低酸素血症に起因する**チアノーゼやばち状指**も高頻度に認められる．

注1：吸気後半で聞かれる "パチパチ""バリバリ" と細く高音の音.

臨床検査

❶ 血液検査

　炎症反応として，赤沈の亢進や LDH の上昇のほか間質性肺炎の特異的マーカーである SP-A，SP-D，KL-6 の上昇が見られる．また，リウマチ因子や抗核抗体も陽性になることがある．

Word ▶ LDH
乳酸脱水素酵素
lactate dehydrogenase

❷ 画像検査

　胸部 X 線あるいは CT で間質性病変の陰影が認められる．

Word ▶ CT
コンピュータ断層撮影
computed tomography

❸ 肺機能検査

　肺活量の減少と拡散能の低下を認め，低酸素血症も認められる．

診断

　本症は原因不明の疾患であり，原因が明らかなじん肺，薬剤性肺炎，サルコイドーシス，膠原病などの疾患を除外することが必要である．その上で，詳細な問診，身体所見，画像所見，血液検査所見より確定診断する．
　厚生労働省の特定疾患認定基準では，NSIP，COP などの IPF 以外の IIPs の診断には外科的肺生検を必要としている．本症の主体となる IPF の診断基

表1　特発性肺線維症（IPF）の臨床診断基準

主診断基準	1. 薬剤性，環境暴露，膠原病など，原因既知の間質性肺疾患を除外 2. 拘束性障害（肺活量の低下）やガス交換障害（安静時または運動時の PaO_2 の低下など）などの呼吸機能検査異常 3. 高分解能 CT 所見で両肺底部・胸膜直下優位に明らかな蜂巣肺所見をともなう網状影
副診断基準	1. 年齢＞50 歳 2. 他の原因では説明し難い労作性呼吸困難の緩徐な進行 3. 罹病期間≧3 か月 4. 両側肺底部に吸気時捻髪音を聴取

〈出典：日本呼吸器学会びまん性肺疾患診断・治療ガイドライン作成委員会 編，特発性間質性肺炎の診断・治療ガイドライン，p.192，2004〉

準を表1に示す．主診断基準のすべてと副診断基準4項目中3項目以上を満たす場合，外科的肺生検を行わなくても臨床的にIPFと診断される．

治療

　IPFの治療においては，非薬物治療と薬物治療が必要である．主な非薬物療法は，日常生活において危険因子を回避することである．薬物治療の適応にあたっては，治療反応性と副作用のリスクを考慮する．

❶ 危険因子からの回避

　非薬物治療は日常生活の管理であり，危険因子からの回避が基本となる．**危険因子としては，喫煙，粉塵暴露，感染症があり，禁煙およびさまざまな環境暴露を避けることが必要である．**また，慢性経過のIPFでは上気道感染から急性増悪となる場合が多く，手洗い，うがい，**インフルエンザワクチンの予防接種や肺炎球菌ワクチン接種が勧められる．**さらに規則正しい日常生活も重要な要素となる．

❷ その他の非薬物療法

　その他の治療法としては，長期酸素療法や呼吸リハビリテーション，症例によっては肺移植を行う場合もある．

治療薬

　治療薬としては，**副腎皮質ステロイド薬，免疫抑制薬**が主となる．治療反応性が良好である病型では副腎皮質ステロイド薬であるプレドニゾロン0.5 mg/kg/日で4週間，次いで4週ごとに2.5 mgないし5 mg減量し，10 mg/日または20 mg/隔日投与とする漸減法が一般的である．**副腎皮質ステロイド薬の大量療法（ステロイドパルス療法）やステロイド連日静注療法ではメチルプレドニゾロン**が用いられる．免疫抑制薬は，一般に副腎皮質ステロイド薬に反応しない場合，副腎皮質ステロイド薬による重篤な副作用が出現した場合，副腎皮質ステロイド薬による副作用が出現するリスクが高い場合に使用される．免疫抑制薬としては**シクロスポリン，アザチオプリン，シクロホスファミド**が用いられる（表2）．

❶ 副腎皮質ステロイド薬

　副腎皮質ステロイド薬は，好中球と好酸球の動員，サイトカイン合成（IL-1，IL-2，IL-5，IL-6，IL-8，IFN-γ），タンパク質分解酵素合成，接着分子発現，リンパ球の血中への回帰，マクロファージと未熟T細胞の増殖，化学伝達物質の放出，T細胞機能などを抑制することにより抗炎症作用，免疫抑制作用を示す．その他，抗アレルギー作用，広範囲にわたる代謝作用などを有する．

Word ▶ IL
インターロイキン
Interleukin

Word ▶ IFN
インターフェロン
interferon

Chapter 4　間質性肺炎

② 免疫抑制薬

(1) カルシニューリン阻害薬

シクロスポリンは，シクロフィリンと複合体を形成し，T 細胞活性化のシグナル伝達において重要な役割を果たしているカルシニューリンに結合し，カルシニューリンの活性化を阻害することで T 細胞（ヘルパー T 細胞）による IL-2 などのサイトカイン産生を阻害して免疫抑制作用を示す．

(2) アザチオプリン

生体内で 6-メルカプトプリン（6-MP）に分解され，核酸合成を阻害することにより免疫抑制作用を示す．

③ 抗線維化薬

ピルフェニドンは，炎症性サイトカイン（TNF-α，IL-1，IL-6 など）の産生抑制と抗炎症性サイトカイン（IL-10）の産生亢進，線維化形成に関与する増殖因子（TGF-β1，b-FGF，PDGF）の産生抑制を示す．また，線維芽細胞増殖抑制作用やコラーゲン産生抑制作用も有する．

> **Word** 6-MP
> mercaptoprine
>
> **Word** TNF-α
> 腫瘍壊死因子
> tumor necrosis factor
>
> **Word** TGF
> トランスフォーミング増殖因子
> transforming growth factor
>
> **Word** FGF
> 線維芽細胞増殖因子
> fibroblast growth factor receptor
>
> **Word** PDGF
> 血小板由来成長因子
> platelet-derived growth factor

表2　治療薬

分類	医薬品	禁忌	主な副作用	備考
副腎皮質ステロイド薬	プレドニゾロン		感染症の誘発（特に結核，真菌，CMV（サイトメガロウイルス），ニューモシスチス・カリニなど），消化性潰瘍，糖尿病，精神変調，高血圧，続発性副腎皮質機能不全，骨粗鬆症，大腿骨などの骨頭無菌性骨壊死，ミオパチー，緑内障，白内障，血栓症，内分泌異常（月経異常など）など	閉経後の女性，高齢者では骨粗鬆症，圧迫骨折を生じやすく，カルシウム摂取の補充やビスホスホネートなどの投与が必要である．
	メチルプレドニゾロン		ショック，心停止，循環性虚脱，不整脈，感染症の誘発，続発性副腎皮質機能不全，骨粗鬆症，胃腸穿孔，消化管出血，消化性潰瘍，ミオパチー，血栓症，頭蓋内圧亢進，痙攣，精神変調，うつ状態，糖尿病，眼圧上昇，緑内障，後のう白内障，喘息発作の誘発または悪化，出血性膵炎，うっ血性心不全，肝機能障害，黄疸，食道炎など	生ワクチンまたは弱毒生ワクチンとの併用を避ける．
免疫抑制薬	シクロスポリン	妊婦，妊娠している可能性のある婦人または授乳婦	腎機能障害（用量依存性），肝障害，肝不全，感染症，神経ベーチェット病症状，急性膵炎，溶血性貧血，血小板減少，高血圧など	【併用禁忌】タクロリムス（外用剤を除く），ピタバスタチン，ロスバスタチン，ボセンタン，アリスキレン，アスナプレビル，生ワクチン
	アザチオプリン	白血球数 3,000/mm³ 以下，妊婦または妊娠している可能性のある婦人	骨髄抑制，消化器症状（吐気，嘔吐，下痢），肝障害，感染症など	【併用禁忌】フェブキソスタット，トピロキソスタット
抗線維化薬	ピルフェニドン		肝機能障害，黄疸，無顆粒球症，白血球減少，好中球減少，光線過敏症，食欲不振，胃不快感，嘔気など	外出時には光曝露に対する防護策を講じる（長袖の衣服，帽子などの着用，日焼け止めの使用など）．

薬物療法

　現時点では，IPF は，副腎皮質ステロイド薬や免疫抑制薬治療の有効性が限られているため，治療導入に際しては十分な検討が必要である．

　IPF 以外の IIPs は，一部に自然緩解する場合もあるが，有症状例や呼吸機能低下例ではより積極的に薬物療法の導入を検討する．COP や NSIP は基本的に治療反応性が良好である．AIP では，多くは治療反応性に乏しいが，治療に反応し，ほぼ正常まで回復する場合もある．

❶ IPF の場合

　IPF は治癒が期待できない慢性進行性疾患であるため，改善にいたらないまでも悪化を阻止することが到達可能な治療目標となる．IPF では全例が治療適応とはならないが，薬物療法を行う場合には副腎皮質ステロイド薬と免疫抑制薬の併用療法を基本とする．少なくとも 6 か月は治療を継続し，治療開始から 3～6 か月後に効果判定を行うが，悪化がなければ以後 6 か月ごとに効果判定を行い，悪化，副作用がなければ治療を継続する．

処方例

(1) **副腎皮質ステロイド薬（漸減療法）＋免疫抑制薬**
①と②または③を併用処方する．その後，①を 2～4 週ごとに 5 mg 減量し，15～10 mg/ 日または 20 mg/隔日投与で維持する．
①プレドニゾロン 0.5 mg/kg/日　経口
②アザチオプリン 2～3mg/kg/日　経口
③シクロスポリン 3.0 mg/kg/日～　経口

(2) **副腎皮質ステロイド薬（隔日）＋免疫抑制薬**
この療法では，副腎皮質ステロイド薬減量による急性増悪誘発のリスクを避けることができ，副腎皮質ステロイド薬の全身性副作用の発現も少ないという利点がある．①を減量せず継続し②または③を併用処方する．
①プレドニゾロン 20 mg/隔日　経口
②アザチオプリン 2～3mg/kg/日　経口
③シクロスポリン 3.0 mg/kg/日～　経口

(3) **抗線維化薬**
(1)(2) のいずれにおいても労作時の低酸素血症，自覚症状の進行が認められる場合，④で開始し，1 日 3 錠　1 日 3 回まで適宜増量し維持する．
④ピルフェニドン錠 200 mg　1 回 1 錠　1 日 3 回（1,800 mg まで）

商品名
プレドニゾロン：プレドニン
アザチオプリン：アザニン
シクロスポリン：ネオーラル
ピルフェニドン：ピレスパ

処方解説◆評価のポイント

■**処方目的**
処方薬①：抗炎症作用，免疫抑制作用による症状および呼吸機能の改善
処方薬②③：免疫抑制作用による症状および呼吸機能の改善
処方薬④：抗炎症作用，線維化抑制作用による症状および呼吸機能の改善

Chapter 4　間質性肺炎

■投与禁忌
　処方薬②：白血球数 3,000/mm³ 以下，妊婦または妊娠している可能性のある婦
　　　　　　人，フェブキソスタットまたはトピロキソスタット投与中
　処方薬③：妊婦，妊娠している可能性のある婦人または授乳婦，タクロリムス，
　　　　　　ピタバスタチン，ロスバスタチン，ボセンタン，アリスキレン，アス
　　　　　　ナプレビル，生ワクチン投与中
■効果のモニタリングポイント
　処方薬①②③④：症状および呼吸機能の改善
■副作用のモニタリングポイント
　処方薬①：感染症の誘発，消化性潰瘍，糖尿病，精神変調，高血圧，続発性副腎
　　　　　　皮質機能不全，骨粗鬆症など
　処方薬②：骨髄抑制，下痢，肝障害，感染症など
　処方薬③：腎機能障害，肝障害，感染症，神経ベーチェット病症状など
　処方薬④：肝機能障害，無顆粒球症，光線過敏症，胃不快感，嘔気など

❷ IPF 急性増悪の薬物治療

　IPF の急性増悪では，一般的に副腎皮質ステロイド薬と免疫抑制薬が用いら
れる．

処方例

（1）ステロイドパルス療法
　　①を処方する場合では反応をみながら 1 週間ごとに繰り返す（1〜4 回）．①を
　　処方しない日に②を併用処方することも可能である．また，①，②の治療に③ま
　　たは④を併用処方することも可能である．
　　①メチルプレドニゾロン　1,000 mg/日　3 日間　持続点滴
　　②プレドニゾロン　60 mg/日　経口
　　③アザチオプリン　2〜3 mg/kg/日　経口
　　④シクロスポリン　3.0 mg/kg/日〜　経口
（2）ステロイド薬持続静注法
　　①-1 で開始し，①-2，①-3 と減量していく．その治療に③または④を併用処方
　　することも可能である．
　　①-1　メチルプレドニゾロン　2 mg/kg/日　2 週間
　　①-2　メチルプレドニゾロン　1 mg/kg/日　1 週間
　　①-3　メチルプレドニゾロン　0.5 mg/kg/日　1 週間
　　③　　アザチオプリン　2〜3 mg/kg/日　経口
　　④　　シクロスポリン　3.0 mg/kg/日〜　経口

商品名
メチルプレドニゾロン：ソルメド
　　ロール
プレドニゾロン：プレドニン
アザチオプリン：アザニン
シクロスポリン：ネオーラル

処方解説◆評価のポイント

■処方目的
　処方薬①②：抗炎症作用，免疫抑制作用による症状および呼吸機能の改善
　処方薬③④：免疫抑制作用による症状および呼吸機能の改善
■投与禁忌
　処方薬③：白血球数 3,000/mm³ 以下，妊婦または妊娠している可能性のある婦
　　　　　　人，フェブキソスタットまたはトピロキソスタット投与中
　処方薬④：妊婦，妊娠している可能性のある婦人または授乳婦，タクロリムス，
　　　　　　ピタバスタチン，ロスバスタチン，ボセンタン，アリスキレン，アス

　　　　　ナブレビル，生ワクチン投与中
■効果のモニタリングポイント
　処方薬①②③④：症状および呼吸機能の改善
■副作用のモニタリングポイント
　処方薬①：ショック，心停止，不整脈，感染症の誘発，続発性副腎皮質機能不全，
　　　　　消化管出血，うつ状態，糖尿病，喘息発作の誘発または悪化，うっ血
　　　　　性心不全，肝機能障害など
　処方薬②：感染症の誘発，消化性潰瘍，糖尿病，精神変調，高血圧，続発性副腎
　　　　　皮質機能不全，骨粗鬆症など
　処方薬③：骨髄抑制，下痢，肝障害，感染症など
　処方薬④：腎機能障害，肝障害，感染症，神経ベーチェット病症状など

服薬指導

- 急性増悪や病状の再燃がみられたら，速やかに受診する.
- ピルフェニドンには光線過敏症という副作用がある. 日常生活に支障のな
  いように，その予防として，日焼け止めクリームを塗るなどの生活上で工
  夫する.

免疫疾患編

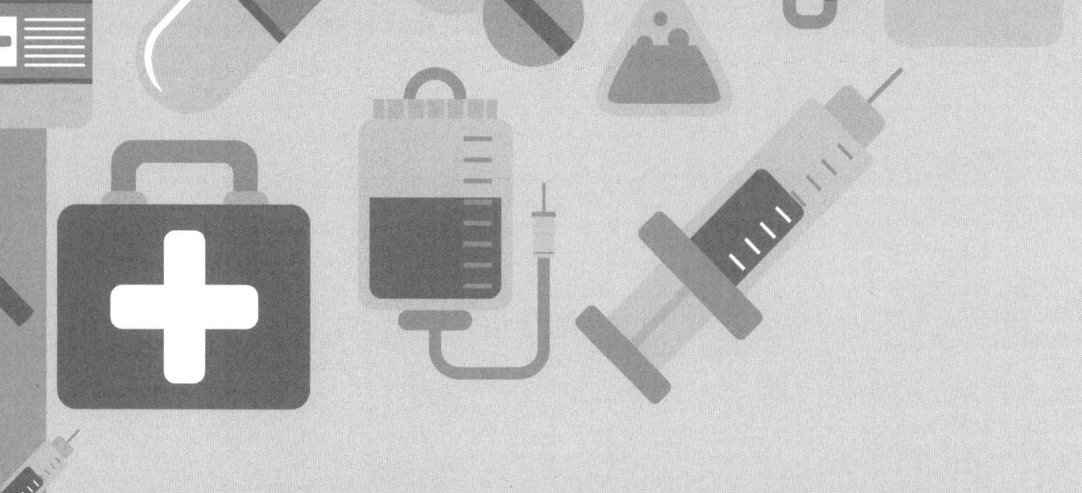

Chapter 1

消化管アレルギー

> **学習のポイント**
>
> **主な臨床症状**
>
> 1 消化器症状：血便，嘔吐，胆汁性嘔吐，下痢，腹部膨満
>
> 2 その他：不活発，哺乳力低下，発熱
>
> **主な治療薬**
>
> 基本的に治療薬は必要ない．
>
> 1 新生児-乳幼児用成分栄養剤〈エレンタール P 乳幼児用配合内用剤〉　　2 副腎皮質ステロイド薬〈プレドニゾロン〉

食物アレルギー

　食物アレルギー（food allergy）は，「食物によって引き起こされる抗原特異的な免疫学的機序を介して生体にとって不利益な症状が惹起される現象」と定義されており，5つの臨床的な病型に分類されている（表1）．

　① 新生児-乳児消化管アレルギー（FPIES）

　　非 IgE 依存性の細胞免疫により，血便，嘔吐，下痢などの消化器症状が現れる．

　② 食物アレルギーによる乳児アトピー性皮膚炎

　　乳児アトピー性皮膚炎に合併し，食物が湿疹の増悪に関与する．即時型症

Word ▶ FPIES
food protein-induced
enterocolitis syndrome

表1　食物アレルギーの臨床型分類とその特徴

臨床型	発症年齢	発症頻度の高い食べ物	寛解	アナフィラキシーショックの可能性	食物アレルギーの機序
新生児-乳児消化管アレルギー（FPIES）	新生児期乳児期	母乳，乳児用調整粉乳	多くは寛解	±	非IgE依存性
食物アレルギーによる乳児アトピー性皮膚炎	乳児期	鶏卵，牛乳，小麦，大豆など	多くは寛解	+	IgE依存性
即時型食物アレルギー	乳児期～成人期	【乳児～幼児】鶏卵，牛乳，小麦，そば，魚類，ピーナッツ，大豆など【学童～成人】甲殻類，魚類，小麦，果物類，そば，ピーナッツなど	・寛解しにくい・ただし，鶏卵，牛乳，小麦，大豆では寛解しやすい	＋＋	
食物依存性運動誘発アナフィラキシー（FDEIA）	学童期～成人期	小麦，エビ，カニなど	寛解しにくい	＋＋＋	
口腔アレルギー症候群（OAS）	幼児期～成人期	果物，野菜など	寛解しにくい	±	

〈出典：海老澤 元宏，伊藤 浩明，藤澤 隆夫 監修，食物アレルギー診療ガイドライン 2016, p.23, 協和企画，2016 一部改変〉

状に移行することが多い.

③ 即時型食物アレルギー

蕁麻疹,アナフィラキシーなどの典型的な症状が現れる.

④ 食物依存性運動誘発アナフィラキシー（FDEIA）

アレルゲンとなる食物を摂取後に運動することでアナフィラキシー症状が現れる.

⑤ 口腔アレルギー症候群（OAS）

花粉-食物アレルギー症候群とも呼ばれており,花粉症患者が果物や野菜を摂取後に口腔内に限局した痒みなどが現れる.

Word ▶ FDEIA
food-dependent exercise-induced anaphylaxis

Word ▶ OAS
oral allergy syndrome

低年齢での食物アレルギーの発症件数は増加傾向にあり（図1）,特に消化器が未熟な新生児や乳児に多く見られる「**新生児-乳児消化管アレルギー（FPIES）**」の患者数が近年急激に増加している.本節では,食物アレルギーのなかでも,FPIESを中心に消化管アレルギーについて解説する.

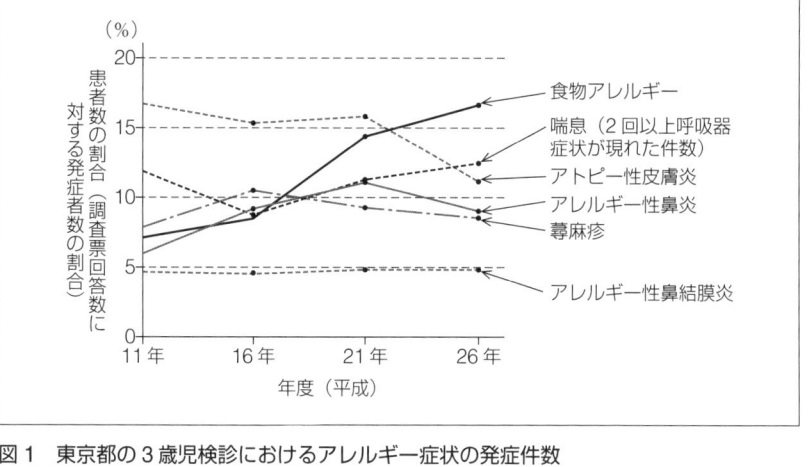

図1 東京都の3歳児検診におけるアレルギー症状の発症件数
〈出典：アレルギー疾患に関する3歳児全都調査報告書（平成26年度）,東京都健康安全研究センター,p12の表6より作図〉

概要

FPIESは,診断や治療が遅れることで腸閉塞や成長障害を起こすおそれがあるため,早期診断・早期治療が重要である.

また,消化管に好酸球が異常に集積することで炎症を起こすことがあり,好酸球による浸潤が見られる場合には「新生児-乳児食物蛋白誘発胃腸炎」と診断されることがある.難病に指定されていることから食物アレルギーとの混同を避けるために疾患名を使い分けることがあるが,これら2つは同義である.

消化管アレルギーは新生児や乳児に発症することが多く,約7割が新生児期に発症する.特に,生後一週間以内に発症する事例が多く報告されており,治療が遅れてしまうと発育に影響を与えることがある.一般的に予後は良好であるが,再燃して慢性化することもある.

Chapter 1　消化管アレルギー

　主な原因食品は，母乳や調整粉乳であり，ラクトアルブミンやカゼインなど
のタンパク質による免疫反応の異常によって発症する．FPIES は IgE 抗体が
検出されないことが多いため，非 IgE 依存性食物アレルギーと考えられてい
る．

臨床症状

　症状は消化器症状が多く，哺乳開始後に**血便**，**嘔吐**，胆汁性嘔吐[注1]，**下痢**，
腹部膨満，不活発，哺乳力低下のいずれかの症状がある場合に疑われる．新生
児や乳児は消化酵素の分泌不足や免疫能力が未熟であるため，分子量の大きい
タンパク質を十分に分解できないことが原因であると考えられている．

　また，新生児や乳児の食物アレルギーではアトピー性皮膚炎をともなうこと
が多いが，FPIES では皮膚症状が見られないことが特徴である．しかし，症
状は非特異的であり，細菌性腸炎や消化器系疾患との識別が非常に困難であ
る．症状の発現には 6 時間以上かかることもあり，症状が長く持続する．そ
して，症状が出現しているにもかかわらず母乳や調整粉乳を飲み続けること
で，まれに重症化し，深刻な合併症を起こす可能性がある．重大な症状や合併
症としては，壊死性腸炎，大量の下血，消化管閉塞，消化管破裂，DIC など
が挙げられる．

注 1：腸閉塞などにより，吐物に
胆汁が混ざることがある．

Word ▶ DIC
播種性血管内凝固症候群
disseminated intravascular
coagulation

臨床検査

❶ 食物経口負荷試験

　発症の原因として疑われる食物をあえて摂取し，原因物質の特定や耐性獲得
の確認のために実施する．症状の発現による危険や負担が大きいため，アレル
ギー症状の改善および体重の増加が認められてから最低 2 週間以上の間隔を
あけて実施する．

　また，新生児の安全性が確保された試験実施基準が定められていないことか
ら実施すべきではないとの意見がある．しかし，血便や嘔吐などの消化器症状
のみの場合には十分に実施可能であり，確定診断によって FPIES ではない患
児に対して継続した食物除去試験の実施を防ぐことができる．したがって，本
試験の利点と欠点を十分理解した上で，重症ではない患児に対しては可能な限
り負荷試験の実施を勧めている．

　実施までにはアレルギー症状を十分にコントロールし，原因物質によるアレ
ルギー症状かどうかの判断が可能な状態にする必要がある．その際，抗ヒスタ
ミン薬やロイコトリエン受容体拮抗薬などは摂取する原因物質の量を増加させ
てしまう可能性があるため，原則服用を中止する．

❷ 食物除去試験

　発症の原因として疑われる食物を除去した食事に変更し，経過観察する．症

状が現れなければ原因物質の特定となる．一般的に同時に多種の食物でアレルギー症状を起こすことは稀であり，必要最小限の除去により検証する．

また，除去により栄養不足となることがあるため，食べられるものからバランスよく栄養を摂取できるように配慮する必要がある．

❸ 血液検査

消化管アレルギーと他の疾患を鑑別するために，血球算定，血液像（白血球分画），凝固能，血液生化学スクリーニング，血液ガス，補体，CRP，総IgE，牛乳特異的IgEの検査を実施する．また，FPIESでは好酸球が増加することがあり，異常値を示す場合には発症が強く疑われる．しかし，異常値を示さない患児もいるため確定診断はできない．

Word CRP
C反応性タンパク質
C-reactive protein

❹ アレルゲン特異的リンパ球刺激試験（ALST）

患児と正常児の各々の末梢血単核球細胞（単球やリンパ球）を分離し，抗原と培養することで活性化したTリンパ球の増殖反応を確認する．細胞性免疫の検査法であり，*in vitro* で行う．疑陽性や偽陰性が多いこと，そして即時型牛乳アレルギーでも陽性になることから確定診断には適さない．あくまで診断のための補助的な検査である．

Word ALST
allergen-specific lymphocyte stimulation test

❺ 消化管内視鏡検査，組織検査

消化管表面のびらんや出血点，好酸球の浸潤，炎症などを確認する．体重増加不良や低タンパク血症が見られる患児もしくは血便が見られる患児に対して実施することが多い．ただし，体重が3kg以下の場合には実施できない．

❻ 便粘液細胞診

粘液中の好酸球の量を確認し，好酸球の量が多い場合には，石垣状の集簇やcharcot-Leyden（シャルコー・ライデン）結晶注2が見られる．

注2：六角錐が底面でつながった針状の構造物であり，好酸球性の炎症がある場合に見られる．

診断

❶ 確定診断

（1）原則

検査結果や症状からFPIESを診断することは難しいが，次の①②のうち，どちらか1つを満たした場合に確定診断とする．

① 原因食物の負荷試験による症状誘発
② 消化管組織検査による他の疾患の除外および好酸球増加

（2）確定診断の検査が行えない場合

新生児や乳児に対しては負担の少ない診断方法を選択するため，確定診断に必要な検査を実施できない場合がある．その場合は表2の流れに沿って治療的診断注3を行い，確定診断とする．

注3：治療的診断とは症状の原因が明らかではない場合に特定の疾患を想定して治療を行い，その効果によって診断すること．

Chapter 1 消化管アレルギー

表2 診断の手順

1. 症状を観察し，FPIES を疑う
2. 臨床検査による他の疾患との鑑別
3. 治療用ミルクへの変更による症状消失の確認（食物除去試験）
4. 体重増加の確認（1 か月ごとに行う）
5. 確定診断および離乳食に向けた食物経口負荷試験

　その際，診断基準（表3）の確認および FPIES と類似した症状の疾患（表4）との識別のために，血液検査をはじめ，便粘液細胞診，便培養，寄生虫卵検査，画像診断などのさまざまな臨床検査を必要に応じて実施する．ただし，これらの検査は FPIES を発症した根拠とはならず，仮に診断基準のすべての項目が陰性であっても FPIES ではないとは判断できない．そのため，診断名がつかないことによる治療の遅れを防ぐために，新生児期や乳児期に食物が原因で消化器症状を認める疾患をすべて FPIES として診断することがある．

表3 FPIES の診断基準と発症の可能性

発症の可能性	診断基準
確定診断	消化管組織検査で多数の好酸球（400x で 20 個以上）が認められる
いずれかが陽性で発症が強く疑われる	末梢血好酸球の増加
	便粘液細胞診で石垣状の好酸球が見られる
いずれかが陽性で発症が疑われる	アレルゲン特異的リンパ球刺激試験（ALST）で基準値以上
	血清 TARC＊高値（アトピー性皮膚炎ではない，もしくは寛解中の場合に限る）
	牛乳特異的 IgE 抗体が認められる

＊：TARC（thymus and acti-vation-regulated chemokine）は，リンパ球（特に Th2 細胞）を病変局所に遊走させることで，アレルギー症状の発現に関与する．
〈出典：厚生労働省難治性疾患研究班，新生児 - 乳児アレルギー疾患研究会，日本小児栄養消火器肝臓病学会ワーキンググループ，新生児・乳児消化管アレルギー診断治療指針，2016 年 1 月 12 日改訂，p.2-3，2016〉

表4 FPIES との類似疾患

壊死性腸炎，消化管閉塞，細菌性腸炎，偽膜性腸炎，溶血性尿毒症症候群，寄生虫疾患，乳糖不耐症，新生児メレナ，母乳性血便，サイトメガロウイルス腸炎，リンパ濾胞増殖症，メッケル憩室症，中腸軸捻転，腸重積，幽門狭窄症，ヒルシュスプルング病，早期発症クローン病，早期発症潰瘍性大腸炎など

❷ 病型分類

　わが国では，欧米で確立されている疾患概念や診断基準に当てはまらない場合があり，FPIES の発症の疑いのある患児をいったん FPIES と診断し，出現頻度が高く，確認しやすい症状である嘔吐と血便の有無に基づいた分類法を用いて 4 つの患児グループ（クラスター）に分類することがよいと考えられている（表5）．これにより，消化管の炎症部位の推定や食物経口負荷試験方法の検討ができる．ただし，0 歳児が対象であり，1 歳児以上では適用できない．

　クラスター1，2 および 4 の患児は嘔吐や血便などの明確な症状があるため，

FPIESに対する治療的診断がしやすい．一方，クラスター3の患児は体重増加不良しか観察されない場合があり，FPIESを発症しているか判断が難しい．そのため，上部および下部消化管の内視鏡組織検査で好酸球の増加を確認する必要がある．

表5　患者グループごとの嘔吐・血便の有無と特徴

分類		クラスター1	クラスター2	クラスター3	クラスター4
症状の有無	嘔吐	＋	＋	－	－
	血便	＋	－	－	＋
検査所見		・末梢血好酸球が高値 ・粘血便があり，便粘液中の好酸球が多い	・末梢血好酸球が高値 ・消化管内視鏡組織検査の有用性は不明	・末梢血好酸球の著明な高値 ・消化管内視鏡組織検査による好酸球の増加で，初めて診断できることが多い	・粘血便があり，便粘液中の好酸球が多い
推定される消化管障害部位		全消化管	上部消化管	小腸	大腸
負荷試験での症状と症状誘発時間		早ければ0.5〜3時間後に嘔吐が始まり，血便まで現れることがある	早ければ0.5〜3時間後に嘔吐が始まる	数日〜3週間程度かかることが多い	1日〜数日（発症までに2週間程度かかる場合もある）

治療

　FPIESは原因物質を除去することで症状が緩和し，成長と共にほとんどの場合は完治する疾患である．そのため，原因となる食物を摂取しない除去食療法が中心となる．

　この除去食療法により，現時点で見られる症状の軽減や腸管の炎症を抑えることができるが，注意をしていても不意な出来事によって発症してしまうことがある．そのため，出現した症状の改善または発症の予防のために薬物療法を行う場合もある．

治療薬

❶ 治療用ミルク

　FPIESの場合，原因となる母乳もしくは調整粉乳を治療用ミルク（表6）に変更することで症状を改善することが多い．治療用ミルクには加水分解乳，アミノ酸乳および大豆乳の3種類があり，原因や症状の程度によって選択する．ただし，大豆乳は牛乳成分を含まないが，大豆アレルギーを発症するおそれがある．そのため，大豆乳は治療用ミルクとしてあまり推奨されていない．

　牛由来ミルクが原因の場合には，母乳や加水分解乳を与え，重症の場合は，母親が乳製品の摂取を制限して母乳を与える．一方，母乳が原因の場合には，アミノ酸乳や加水分解乳を与える．

Chapter 1 消化管アレルギー

その他に，以下の問題に対しても対策が必要である．

（1）飲みにくさ

基本的に治療用ミルクは味が悪く，特にアミノ酸乳のように分子量を小さくすればするほど飲みにくくなる．初めから治療用ミルクを飲んでいれば嫌がることはないが，途中から変更した場合には飲みにくさが問題となる．そこで，飲みにくい場合にはフレーバーを添加し，味をよくすることで飲みやすくする．

（2）栄養成分の不足

アミノ酸乳にはビオチン，セレン，カルニチン，コリン，ヨウ素などが必要量添加されていないため，**長期間服用する場合にはこれらの栄養成分の不足が問題となる**．そのため，症状が改善した場合にはアミノ酸乳以外の治療用ミルクに変更することが推奨されている．

表6 治療用ミルク一覧

種類	概要
加水分解乳 （ペプチドミルク）	・タンパク質を加水分解することで分子量を小さくした一般的なアレルギー用ミルク
アミノ酸乳	・タンパク質を含まず，アミノ酸まで分解したミルク ・アレルギー症状が強い場合に使用する
大豆乳	・大豆のタンパク質でできたミルク ・牛乳アレルギーの場合に使用する

❷ 副腎皮質ステロイド薬

血便や嘔吐がないクラスター3で，治療用ミルクのみでは症状の改善が見られない場合に，一時的に副腎皮質ステロイド薬（プレドニゾロン）を併用することがある．服用量はプレドニゾロン 0.5〜1.0 mg/kg/日程度が推奨されている．

薬物療法

新生児や乳児は原因物質である母乳や調製粉乳から栄養を摂取するため，口にしないことは困難である．そこで，治療用ミルクや低アレルゲン食品に変更することで原因物質の摂取を防ぎ，アレルギー症状の経過を観察する．

発育に重要な時期での食事制限になるため，成長に影響を与えないように栄養の不足には十分注意する必要がある．もし，栄養の不足や体重減少が顕著にみられ，経口での栄養摂取が難しい場合には中心静脈栄養を行う．

処方例

母乳による FPIES の疑いがある患児（維持期）
新生児-乳幼児用成分栄養剤　80 g（18〜20 W/V%）　1日2回

商品名
新生児-乳幼児用成分栄養剤：エレンタールP乳幼児用配合内用剤

処方解説◆評価のポイント

■**処方目的**
新生児および乳幼児の栄養管理
■**主な禁忌症**
フェニルケトン尿症などのアミノ酸代謝異常のある患者（アミノ酸血症などを起こすおそれがある）など
■**効果のモニタリングポイント**
血便，嘔吐，下痢などの消化器症状の消失
■**副作用のモニタリングポイント**
アナフィラキシー症状，低血糖，下痢，肝機能異常，貧血，発熱など

服薬指導

❶ 離乳食に向けた食物経口負荷試験

FPIES の既往歴がある場合は米，大豆，小麦などに対してもアレルギー症状を起こすことがあり，離乳食に備えて疑いのある食物の負荷試験を家庭で実施する（アレルギー症状を起こすおそれがあるため慎重に行う必要がある）.

【例】

最初はごく少量から開始し，徐々に増量する．2〜3 週間かけて実施し，症状の発現の有無を観察する．3 週間以上摂取し続けても症状が現れない場合はその食物に対してアレルギーを起こさないと判断してよい.

❷ その他の留意事項

保護者の不安を軽減する.

【例】

① 乳児期の消化管アレルギーは 1 歳で約 70％，2 歳までに約 90％が耐性を獲得するため，ほとんどの場合は寛解し，予後も良好である.

② 妊娠中の乳製品の摂取量によって，FPIES の発症率が増加するわけではないため，乳製品の摂取量に対して極端に注意する必要はない.

Chapter 2

アナフィラキシーショック

学習のポイント

主な臨床症状

1 皮膚・粘膜症状：全身の発疹，瘙痒，紅潮，浮腫
2 呼吸器症状：呼吸困難，気道狭窄，喘鳴，低酸素血症
3 循環器症状：血圧低下，頻脈，意識障害
4 持続する消化器症状：腹部疝痛，嘔吐

主な治療薬

1 救急処置
  1) アドレナリン
2 対症療法
  1) H₁受容体拮抗薬〈クロルフェニラミン，ジフェンヒドラミン，セチリジン〉
  2) β₂受容体刺激薬〈サルブタモール〉

3) 副腎皮質ステロイド薬〈ヒドロコルチゾン，メチルプレドニゾロン，プレドニゾロン〉

3 その他
  1) 輸液（細胞外液補充液）〈生理食塩液，乳酸リンゲル液など〉

概要

　1902年，Charles Richet と Paul Portier は，免疫による抵抗性を検証するために，犬にイソギンチャクの毒素を投与し，時間の間隔をあけてから再度投与したところ嘔吐や出血性下痢などのショック症状を引き起こして死亡する現象を発見した．これを免疫獲得のような感染防御（phylaxis）とは反対（ana）の状態と捉え，「アナフィラキシー（anaphylaxis）」と名付けた．

　現在，アナフィラキシーのガイドラインでは，アレルゲンなどの原因物質に暴露することで全身性のアレルギー症状が惹起され，生命の危機を与え得る過敏反応と定義されている．また，これに加えて，血圧低下や意識障害をともなう場合には「アナフィラキシーショック」と定義されている[注1]．

　アナフィラキシーを発症する主な原因物質としては，薬物，蜂毒，食物，血清などが挙げられるが，原因物質が特定できない場合もある．これらの原因物質（抗原）が体内に入ると IgE 抗体が生成される．そして，再び体内に原因物質が入ることで IgE 抗体が抗原抗体反応を起こし，**肥満細胞**や**好塩基球**から放出された化学伝達物質（ヒスタミン，ロイコトリエンなど）によって全身にさまざまなアレルギー症状が現れる．アレルギーは作用機序の違いによってⅠ〜Ⅳ型に分類されており（**表1**），アナフィラキシーは前述のように IgE 抗体が関与することからⅠ型アレルギーに分類されている．

注1：IgE 抗体を介さずにアナフィラキシー症状が現れる場合を「アナフィラキシー様症状」としてきたが，厚生労働省が策定した「重篤副作用疾患別対応マニュアル」や世界アレルギー機構（World Allergy Organization）などの提唱に基づき，現在では「アナフィラキシー」として添付文書などに記載している．

表1　アレルギーの分類（Coombs と Gell の分類）

タイプ		I 型	II 型	III 型	IV 型
別名		即時型，アナフィラキシー型	細胞障害型，細胞融解型	免疫複合型，Arthus型	遅延型，ツベルクリン型，細胞性免疫
抗体		IgE	IgG，IgM	IgG，IgM	感作 T 細胞
抗原	外来抗原	ハウスダスト，ダニ，花粉，真菌，薬剤，食物など	薬剤	細菌，薬剤	細菌，真菌
	自己抗原	−	細胞膜，基底膜抗原	変性 IgG，DNA	−
関与する細胞		肥満細胞，好塩基球，好酸球	マクロファージ，キラー細胞	肥満細胞，好塩基球，好中球	T 細胞
化学物質		ヒスタミン，ロイコトリエン，PAF	補体	補体，抗原抗体複合体，リソソーム酵素	リンホカイン，IL-2，サイトカイン
代表疾患		アナフィラキシーショック，アレルギー性鼻炎，花粉症，気管支喘息，蕁麻疹，アトピー性皮膚炎	間違った輸血，重症筋無力症，溶血性貧血，血小板減少症	関節リウマチ，全身性エリテマトーデス，糸球体腎炎	ツベルクリン反応，接触皮膚炎，移植拒絶反応，アトピー性皮膚炎

〈出典：大田健 監修，日本アレルギー学会 作成，アレルギー総合ガイドライン 2016，p.4，協和企画，2016 一部改変〉

Word ▶ PAF
血小板活性化因子
platelet-activating factor

● 疫学 ●

　年間 50〜80 人ほどの患者がアナフィラキシーショックにより死亡しており，抗悪性腫瘍薬，解熱消炎鎮痛剤，抗菌薬，造影剤，血液製剤（γ-グロブリン製剤など）[注2]，生物由来製品などの薬物や蜂毒による死亡者数が多い（表2）.

注 2：X 線造影剤や γ - グロブリン製剤は抗原との免疫複合体が補体を活性化することで発症するⅢ型アレルギーに分類されている.

表2　わが国におけるアナフィラキシーショックによる年間死亡者数

西暦（年）		2006	2007	2008	2009	2010	2011	2012	2013	2014	2015
死亡者総数		66	66	48	51	51	71	55	77	52	55
原因	薬物	34	29	19	26	21	32	22	37	25	23
	蜂毒関係	20	19	15	13	20	16	22	24	14	23
	食物	5	5	4	4	4	5	2	2	0	0
	血清	1	1	0	1	0	0	0	1	1	1
	詳細不明	6	12	10	7	6	18	9	13	12	8

〈出典：厚生労働省の人口動態統計「死亡数，性・死因（死因基本分類）別」より作成〉

臨床症状

❶ 症状

　アナフィラキシーの主な症状を表3にまとめる．皮膚症状や呼吸器症状の出現頻度が高く，特に皮膚症状では蕁麻疹や血管浮腫，呼吸器症状では咽頭浮腫が高頻度で認められる．そして，症状が悪化すると血圧低下や呼吸困難などのショック状態を引き起こす．これらの複数の症状を同時に発現することが特徴として挙げられる．たとえば，蕁麻疹では通常，皮膚症状以外の呼吸器症状や循環器症状などと同時に発症することはほとんどない．そのため，アナフィラキ

Chapter 2　アナフィラキシーショック

シーであるかを判断する上ではバイタルサインの観察および測定が重要である．

　詳細な確認項目としては，血圧，脈拍，呼吸数，SpO_2 に加え，聴診による肺や気道の状態，そして目視による全身への蕁麻疹の広がり具合が挙げられる．また，アナフィラキシーの疑いがある場合，症状が軽度であっても急激に悪化することがあるため，基本的には症状の経過観察よりも積極的に治療を開始する．そして，早急に医療機関を受診する必要がある．その後は症状が治まったとしても数時間後に再燃し，ショック状態となる（二相性反応）ことがあるので継続的な経過観察もしくは入院が必要となる．

表3　アナフィラキシーの主な臨床症状

出現頻度	分類	主な症状
高	皮膚症状	蕁麻疹，血管浮腫，顔面紅潮
中	呼吸器症状	喉頭浮腫，呼吸困難，喘鳴，鼻炎
低	意識障害	めまい，失神
	循環器症状	頻脈，血圧低下
	消化器症状	嘔気，腹痛，下痢

出現頻度のレベル：高（60〜90%），中（30〜60%），低（〜30%）

❷ 症状発現までの時間

　症状発現までの時間や重症度に影響を与える因子として，**曝露経路**，原因物質の暴露量および感作[注3]の程度が挙げられる．アナフィラキシー発症報告から得られた調査結果（**図1**）によると，蜂に刺された場合は5分以内に発症することが最も多く，刺されてすぐに発症する傾向にある．これは針が体に刺さり，蜂毒がすぐに体内に入ることによって短時間で症状が現れたと考えられる．一方，食物や薬物は暴露経路によって発症までの時間が異なる．例えば，薬物は静脈内投与，経口投与，経皮投与などのさまざまな投与経路があり，投与経路によって吸収されるまでの時間が異なる．注射薬を投与した場合，直接体内に薬物が入るので1分かからずにショック状態に陥ることがある．しか

注3：原因物質に対する抗体が作られた状態．

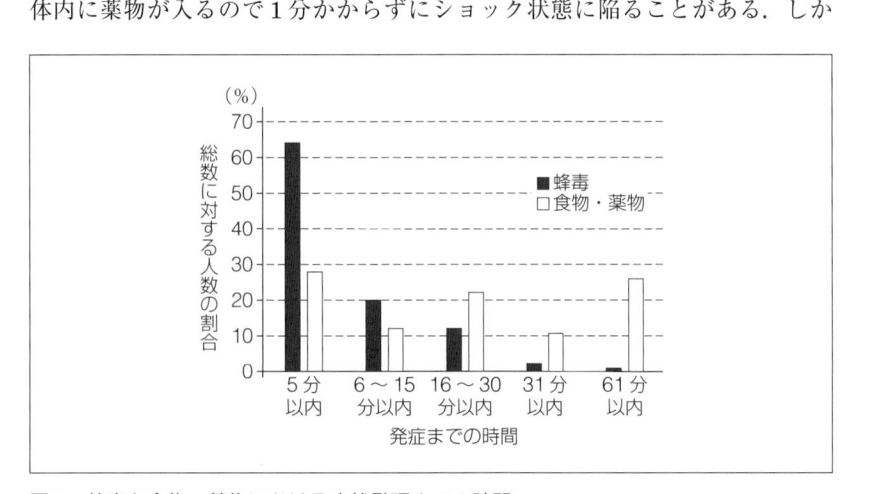

図1　蜂毒と食物・薬物における症状発現までの時間
〈出典：海老澤元宏，西間三馨，秋山一男，パワンカール ルビー 共著，アレルギー，vol.62，No.2，p.151，日本アレルギー学会，2013 より作成〉

し，経口薬の場合は消化管などから吸収されることで薬物が体内に入るので，服用してから30分後にアレルギー症状が現れることがある．

　このような違いがあるため，原因物質を摂取してから時間が経過しているからといって油断してはならない．また，症状発現までの時間によって重症度に違いがあり，基本的には症状の発現が早いほど重篤であることが多い．

診断

❶ 診断基準

　アナフィラキシーを引き起こした原因物質が明らかな場合は容易に診断できるが，原因物質が特定できない場合には皮膚症状や呼吸器症状などの臨床的な症状から総合的に判断する必要がある．原則として表3の5つの分類のうち，2つ以上の症状が発現した場合にはアナフィラキシーと診断される．また，英国蘇生協議会のアナフィラキシー救急処置ガイドラインでは，表4に示す3つの基準がすべて揃った場合にアナフィラキシーの可能性があると定めている．

表4　診断基準

> 1. 突然発症し，急速に進行する症状
> 2. 生命を脅かす気道，呼吸および循環の異常（単独もしくは同時に起こる場合）
> 3. 皮膚や粘膜変化（発赤，蕁麻疹，血管性浮腫）

❷ 重症度分類

　Sampsonらが報告した臨床的な重症度で分類した指標（表5）に基づいて

表5　アナフィラキシーの臨床的な重症度による分類

		グレード1（軽症）	グレード2（中等症）	グレード3（重症）
皮膚症状	紅斑，蕁麻疹，麻疹	部分的	全身性	
	掻痒	弱い（自制可能）	強い（自制不可）	
	口唇，眼瞼腫脹	部分的	強い（顔全体の腫れ）	
消化器症状	口腔内や咽頭の違和感	痒み，違和感	咽頭痛	
	腹痛	弱い	強い痛み（自制可能）	持続する強い痛み（自制不可）
	嘔吐，下痢	単回嘔気	複数回	繰り返す
呼吸器症状	咳嗽，鼻水・鼻閉，くしゃみ	間欠的	断続的	持続する強い咳込み，犬吠様咳嗽
	喘鳴，呼吸困難	―	聴診上の喘鳴，軽い息苦しさ	明らかな喘鳴，呼吸困難・停止，チアノーゼ，$SpO_2 \leqq 92\%$，締め付けられる感覚，嗄声，嚥下困難
循環器症状	脈拍，血圧	―	頻脈（15回/分以上），血圧軽度低下*，蒼白	不整脈，血圧低下*，重度徐脈，心肺停止
神経症状	意識状態	元気がない	眠気，軽度頭痛，恐怖感	ぐったり，不穏，失禁，意識喪失

＊：血圧低下は平常時血圧の70％未満または下記の場合が該当し，血圧軽度低下時の値を（ ）内に示す．
　　生後1か月〜11か月　＜70 mmHg（80 mmHg）
　　1〜10歳　　　　　　＜70＋（2×年齢）mmHg（80＋（2×年齢）mmHg）
　　11歳〜成人　　　　　＜90 mmHg（100 mmHg）
〈出典：Sampson HA. Pediatrics, 111(6), 2003を改変〉

Chapter 2　アナフィラキシーショック

判定した場合，グレード2以上がアナフィラキシーと診断される．また，グレード3の場合にはアドレナリンによる応急処置が必要となる．

治療

　アナフィラキシーは血圧低下や呼吸困難などの症状が急速に進行するため，一次救命として**気道確保**と**血管確保**を行う．アナフィラキシーが疑われる患者を発見した場合，**表6**の手順にしたがって処置および治療する．バイタルサインを確認し，的確に評価した上でアドレナリンを速やかに投与する．投与が早ければ早いほどよいとされており，症状を一時的に緩和することでショック状態を防ぐことができる．また，症状が軽度な場合には抗アレルギー薬を投与するが，その後に症状が悪化することもあるため，数時間は経過観察が必要である．

表6　初期対応の手順

1. バイタルサインの確認	血圧，気道，呼吸，意識状態，皮膚，体重を評価する．
2. 助けを呼ぶ	病院への搬送準備を行う．
3. アドレナリンの筋肉注射	応急処置（自己注射用補助治療剤を含む）を行う．
4. 患者を仰向けにする	30 cm 足を高くする．また，呼吸が苦しい場合は上体を起こしたり，嘔吐している場合は顔を横に向かせる． しかし，急に動かすと急変する可能性があるため慎重に行う．
5. 酸素投与	必要に応じて行う．
6. 静脈ルートの確保	
7. 心肺蘇生（胸部圧迫法）	
8. バイタル測定	血圧，脈拍，呼吸，酸素濃度を評価する．

〈出典：日本アレルギー学会 監修，アナフィラキシーガイドライン，p13，日本アレルギー学会，2014 より作成〉

治療薬

❶ アドレナリン（エピネフリン）

　アドレナリンは副腎髄質ホルモン（カテコールアミン）であり，神経伝達物質でもある．交感神経を刺激するため**表7**に示す薬理作用を有し，アナフィラキシーに対して有効な効果を示す．アドレナリン単独で投与する場合はα_1

表7　アドレナリンの薬理作用と効果

受容体	薬理作用	効果
α_1受容体	・末梢血管収縮による血圧の上昇 ・気道粘膜浮腫の除去による気管支の拡張	・ショック状態の防止と緩和 ・上気道および下気道の閉塞や狭窄の軽減 ・蕁麻疹の軽減 ・血管浮腫の軽減
β_1受容体	・心機能（心収縮力および心拍数）の亢進	
β_2受容体	・気管支平滑筋の弛緩 ・化学伝達物質の遊離抑制	

受容体刺激作用により血圧が上昇する．しかし，前立腺肥大などによりα受容体遮断薬を投与している場合には，β_2受容体刺激作用によって血圧が低下してしまうので注意する必要がある．

❷ H₁ 受容体拮抗薬

蕁麻疹などのアレルギー症状を緩和するが，気道閉塞などの呼吸器症状には効果がない．投与後1時間ほど経過観察し，症状の悪化が認められなければH₁受容体拮抗薬を継続的に2〜3日服用して様子をみる．

❸ β_2 受容体刺激薬

呼吸器症状の改善のために使用される．基本的には他の薬剤と併用し，吸入により投与する．喘鳴，咳嗽，息切れなどの気管支や肺で起こる下気道症状には効果を示すが，上気道閉塞には効果がない．

❹ 副腎皮質ステロイド薬

炎症性転写因子（AP-1 や NF-κB など）を阻害することで炎症反応を抑制する．しかし，作用が発現するまでに数時間かかるためアナフィラキシー発症時では効果が得られない．そのため，遷延性または二相性反応の防止もしくは緩和のために使用する．

❺ その他

血圧低下や血管透過性の亢進を抑えるために，輸液（細胞外液補充液：生理食塩液，乳酸リンゲル液など）を投与する．改善がなければドパミンの投与を行う．

薬物療法

アナフィラキシーは血圧低下や呼吸困難などのショック状態を引き起こすため，心機能亢進や血管収縮によって素早く血圧をコントロールする必要がある．

そのため，アドレナリンの投与は応急処置に不可欠であり，第一選択薬として使用される．重症（グレード3）の場合は，直ちに投与する必要があり，過去に重篤なアナフィラキシーを起こした経験がある場合や症状の進行が急激な場合にはグレード2でも投与することがある．

アドレナリンの半減期は3〜5分程度であり，**作用時間が短いので，症状が改善しなければ10〜15分ごとに再投与する**．そのため，病院外であればすぐに救急車を呼び，効果が減弱する前に医療機関に搬送する必要がある．また，心停止などの重篤な場合には静脈注射で投与するが，それ以外の場合は血圧や脈拍の急な上昇によって不整脈や高血圧を起こす可能性があるため，筋肉注射もしくは皮下注射で投与する．

また，アナフィラキシーに既往歴がある，もしくはアナフィラキシーを発現

Chapter 2　アナフィラキシーショック

する危険性が高い患者にはアドレナリン自己注射薬が処方され，大腿部中央の
前外側にアドレナリン 0.01 mg/kg を患者自身で筋注する．アドレナリン自己
注射薬を携帯すべき患者の例を**表8**に示す．

表8　アドレナリン自己注射薬を携帯すべき患者例

・今までに重篤なアナフィラキシー症状が現れたことがある． ・医師に重篤なアナフィラキシー症状を引き起こす可能性が高いと診断された． ・山中などの場所におり，アナフィラキシー症状を引き起こしてもすぐに医療機関を受診 　できない．

　第二選択薬として H_1 受容体拮抗薬，β_2 受容体刺激薬および副腎皮質ステ
ロイド薬が挙げられ，中等症（グレード 2）以上の場合に使用される．いずれ
もアレルギー症状の緩和を目的としており，ショック状態を防止もしくは緩和
する効果はない．その他には末梢血管（静脈）の循環管理，気道確保，酸素投
与などの処置を必要に応じて行う．

処方例

アナフィラキシー発症の疑いがある患者への救急処置 ①を第一選択とする．その他，症状によって②〜④を併用する． 　①アドレナリン注　1回 0.2〜0.5 mg　筋注もしくは皮下注 　②ヒドロコルチゾンコハク酸エステルナトリウム注　1回 200〜500 mg　点 　　滴静注 　③乳酸リンゲル液　500〜1,000 mL　急速に点滴静注 　④酸素　1〜5 L/分

商品名
アドレナリン：ボスミン
ヒドロコルチゾン：サクシゾン
乳酸リンゲル：ラクテック

処方解説◆評価のポイント

■**処方目的**
　処方薬①：気管支拡張作用による呼吸状態の改善や心臓の機能を増強し，血圧を
　　　　　　上昇させることによるショック状態の改善
　処方薬②：アナフィラキシーの症状の抑制
　処方薬③：循環血液量を増加させることによる血圧の上昇
　処方薬④：血圧低下による酸素欠乏状態の改善
■**主な禁忌症**
　処方薬①：ブチロフェノン系・フェノチアジン系などの抗精神病薬，α 受容体遮
　　　　　　断薬，イソプロテレノールなどのカテコールアミン製剤，アドレナリ
　　　　　　ン作動薬投与中の患者[*1]，もしくは狭隅角や前房が浅いなど眼圧上昇
　　　　　　の素因のある患者[*2]
　処方薬②：生ワクチンまたは弱毒生ワクチンとの併用
　処方薬③：高乳酸血症の患者
■**効果のモニタリングポイント**
　処方薬①②③：血圧上昇，呼吸状態などの重篤なアナフィラキシー症状の消失
■**副作用のモニタリングポイント**
　処方薬①：肺水腫，呼吸困難，心停止，心悸亢進，頭痛，めまい，悪心・嘔吐，
　　　　　　発汗など
　処方薬②：感染症，循環器障害，続発性副腎皮質機能不全，消化性潰瘍，糖尿病，
　　　　　　骨粗鬆症など

▶▶▶**留意事項**
[*1] ただし，蘇生などの緊急時は
この限りでない．
[*2] 点眼・結膜下に注射する場合
は禁忌である．

処方薬③：紅斑，蕁麻疹，そう痒感，肺水腫，脳浮腫，末梢の浮腫など

服薬指導

❶ アドレナリン自己注射

- 発症が疑われる場合には，アドレナリン自己注射薬を必ず使用する．なお，アドレナリン自己注射薬は症状を一時的に緩和する補助治療薬であり，投与後は必ず医療機関を受診する必要がある．
- 緊急時は服の上からでも注射することができる．
- 自宅では手の届くところにアドレナリン自己注射薬を保管し，外出する際には必ず携帯する．使用後や使用期限切れの場合は医療廃棄物として処方医師に返却する．

❷ その他の留意事項

- アレルギー歴や家族歴だけではなく，食生活や生活環境についても問診する．そして，得られた情報に基づき再発防止に努める．
- アナフィラキシーの症状は急速に進行するため，発症の疑いがある場合にはどのような対処をすればよいのかを患者および家族に理解してもらう．
  【発症の疑いがある場合に注目すべき症状】
  皮膚の痒み，蕁麻疹，声のかすれ，くしゃみ，喉の痒み，息苦しさ，動悸，意識の混濁

❸ 第3者への指導

　注射は医師法において医療行為に該当するため，医師ではない者（本人と家族以外の者である第3者）が本人の代わりに投与することができない．しかし，アナフィラキシーの進行は急速に悪化することが多く，すぐに処置しなければならない．もし乳児や小児，症状の悪化などによって取り扱いが困難な理由から自分でエピペンを使用できない患者が病院外でアナフィラキシーを発症した場合，エピペンが手元にあるにもかかわらず周りの救護者は何もできないことになってしまう．そのため，エピペンを自分で注射できない状況にある場合には保護者だけではなく，使用方法を熟知した第3者（保育士，教職員，救急救命士）が代わりに投与しても反復継続する意図がないと認められるため医師法違反とはならない．また，このような場合は，人命救助のためにやむをえず行った行為であることから，刑事や民事の責任が問われることはない．

免疫疾患編

Chapter 3

全身性自己免疫疾患

概要

　免疫とは，細菌やウイルスなどの異物（非自己）が体内に入ってきたときに自分自身（自己）を守るためのシステムであり，本来，自己成分に対して免疫反応を起こさない．これを**免疫寛容**という．しかし，何らかの原因でその免疫寛容が崩れ，自己の組織を異物と認識し，自分の体を攻撃する因子（自己抗体）をつくって自己の細胞や組織を攻撃し，炎症や組織の損傷を起こす．このように，免疫細胞が自己の物質を攻撃してしまうことで起こる疾患の総称を自己免疫疾患という．

　自己免疫疾患には，全身の組織に炎症が起こる**全身性自己免疫疾患**と，特定の臓器を攻撃する抗体によって臓器の機能が侵される**臓器特異的自己免疫疾患**に大別される（**表1**）．両者は発症機序も異なるとされており，前者は体中のどこにでもある抗原に対して免疫反応が起こり，発症する．一方，後者はそれぞれの臓器の中の特定の組織中の抗原に対して自己免疫反応が起こり，発症する．どちらも標的となった臓器や組織に慢性的な炎症が起こり，リンパ球や食細胞が浸潤し，組織が破壊される．

表1　自己免疫疾患の分類と代表的な疾患

分類	主な疾患
全身性自己免疫疾患	全身性エリテマトーデス（SLE），強皮症，多発性筋炎／皮膚筋炎，関節リウマチ（RA），ベーチェット病など
臓器特異的自己免疫疾患	多発性硬化症，特発性血小板減少性紫斑病（ITP），シェーグレン症候群*，重症筋無力症，ギランバレー症候群，自己免疫性甲状腺疾患（橋本病，バセドウ病），潰瘍性大腸炎など

*：シェーグレン症候群は，臓器特異的自己免疫疾患であるが，全身性の臓器病変をともなう全身性の自己免疫疾患でもある．

Word ▶ SLE
systemic lupus erythematosus

Word ▶ RA
rheumatoid arthritis

Word ▶ ITP
idiopathic thrombocytopenic purpura

　多くの自己免疫疾患は，原因や発症機序が不明なものが多く，難病に指定され，わが国では公費負担の対象として定められている特定疾患に指定されている．

　自己免疫疾患の中でも，皮膚，筋肉，骨，関節など結合組織と呼ばれる組織に共通した変化がある病気を**膠原病**と定義している．膠原病は単一の疾患を指し示す臨床的診断名でも，病因を意味する用語でもなく，結合組織のびまん性変性，特にその細胞外構成成分の異常によって特徴付けられる病理組織学的特徴をもつ疾患群の総称である．具体的な疾患としては，関節リウマチ（RA），多発性筋炎／皮膚筋炎，全身性エリテマトーデス（SLE），強皮症，シェーグレン症候群などが膠原病に分類される．

Chapter 3 全身性自己免疫疾患

3.1 全身性エリテマトーデス

学習の ポイント

主な臨床症状

1 全身症状：発熱，全身倦怠感など
2 皮膚・粘膜症状：蝶形紅斑，円板状皮疹（ディスコイド疹）など）
3 関節症状：筋肉痛，関節痛など
4 腎症状：糸球体腎炎
5 精神神経症状：うつ状態，痙攣など
6 心血管症状：心外膜炎など
7 肺症状：胸膜炎など

主な臨床検査値

1 血液検査
　溶血性貧血，白血球減少，血小板減少，尿沈渣異常（赤血球，白血球，円柱）
2 抗体検査
　抗核抗体陽性，抗二本鎖DNA抗体（抗ds-DNA抗体）陽性，抗Sm抗体陽性，抗リン脂質抗体陽性

主な治療薬

1 副腎皮質ステロイド薬〈プレドニゾロン，メチルプレドニゾロン〉
2 免疫抑制薬〈シクロホスファミド，アザチオプリン，タクロリムス，シクロスポリン〉
3 NSAIDs〈ロキソプロフェン，セレコキシブ〉
4 その他〈ヒドロキシクロロキン〉

概要

　全身性エリテマトーデス（systemic lupus erythematosus：SLE）は，DNAや核タンパク質に対する自己免疫反応を中心とした免疫異常により，DNA-抗DNA抗体などの免疫複合体が組織沈着することにより起こる組織障害をはじめとした多彩な全身性炎症性病変を特徴とする自己免疫疾患である．症状は治療により軽快するものの，寛解と増悪を繰り返して慢性の経過をとることが多い．

　一卵性双生児でのSLEの一致率が25～60％程度であること，最近の研究で50以上の疾患関連遺伝子が明らかになりつつあることから，遺伝的素因を背景にして，そこに環境因子が加わって発症するものと考えられている．環境因子としては，紫外線（日光），性ホルモン，ウイルスや細菌などの感染，いくつかの薬物などが推測されている．

　降圧薬のヒドララジン，抗不整脈薬のプロカインアミド，抗てんかん薬のフェニトイン，抗精神病薬のクロルプロマジンなど，さまざまな薬剤の服用によりSLE様症状を発現することがあり，**薬剤誘発ループス**と呼ばれる．通常は，薬剤中止により症状が改善され，腎病変や中枢神経症状が見られることは少ない．

Word ds-DNA
double standed DNA

Word 抗Sm抗体
anti-Smith antibody

Word NSAIDs
非ステロイド性抗炎症薬
non-steroidal anti-inflammatory drugs

免疫疾患編

Chapter 3 全身性自己免疫疾患

> ● 疫学 ●
> 2015 年度の特定疾患医療受給者証所持者数は 63,622 人である．男女比は 1：9 と
> 女性に好発し，特に 20 〜 40 歳に発症しやすい傾向がある．

臨床症状

全身にさまざまな症状を引き起こし，その組み合わせや重症度は患者によって異なる．初発症状としては，関節痛，発熱，蝶形紅斑[注1] などの紅斑，レイノー現象[注2] などが多く見られる．

❶ 全身症状

発熱，全身倦怠感，易疲労感，食欲不振，体重減少などを認める．

❷ 皮膚・粘膜症状

蝶形紅斑，円板状皮疹[注3]（ディスコイド疹）が特徴的で，それ以外に脱毛，光線過敏症，レイノー現象，口内炎などを認める．

❸ 関節症状

筋肉痛，関節痛は急性期によく見られる．関節炎が見られるが，関節リウマチ（RA）とは異なり，骨破壊をともなうことはない．

❹ 腎症状

糸球体腎炎（ループス腎炎）が約半数で見られ，放置しておくと重篤となる．急性期にタンパク尿が見られ，尿沈渣では赤血球，白血球，円柱[注4] などが多数出現する．

❺ 精神神経症状

多彩な精神神経症状が見られ，なかでもうつ状態，失見当識，妄想などの精神症状や片頭痛，てんかん発作，痙攣，脳血管障害などの神経症状が多く見られる．

❻ 心血管症状

心外膜炎，心筋炎，心内膜炎，冠動脈疾患などをきたすことがある．

❼ 肺症状

胸膜炎は急性期に見られ，この他，間質性肺炎，肺胞出血，肺高血圧症などをきたすことがある．

注1：鼻から頬にかけて蝶が羽を広げたような形の紅斑で，日光曝露により増悪する．

注2：寒冷刺激や精神的緊張によって手足の指先に起こる色調変化で，典型的には白→紫→赤の3段階，または白→紫や白→赤の2段階に変化する．

注3：顔面，耳，頭部，関節背面などによく見られ，当初は紅斑であるが，その後硬結，角化，瘢痕，萎縮をきたす．

Word RA
rheumatoid arthritis

注4：尿細管上皮細胞から分泌される Tamm-Horsfall ムコタンパク質と少量の血漿タンパク質が尿細管腔内でゲル化した成分で，その円柱の種類，出現数や形態などを観察することで，腎・尿細管の病態や障害の程度を把握することができる．

臨床検査

❶ 血液検査

溶血性貧血（網状赤血球増加，ハプトグロビン低下），白血球減少，リンパ球減少，血小板減少などの血液異常が見られる．

❷ 抗体検査

さまざまな自己抗体の出現が特徴的であり，特に抗核抗体は約95％以上で陽性となる．なかでも，抗二本鎖DNA抗体（抗ds-DNA抗体），抗Sm抗体，抗リン脂質抗体は特異的である．

診断

❶ 診断基準

(1) アメリカリウマチ学会の1982年基準

アメリカリウマチ学会（ACR）の1982年基準・(1997年改訂) が広く使用される（表1）．表1の11項目のうち，4項目以上を満たす場合，SLEと診

Word ▶ ACR
American College of
Rheumatology

表1　SLE診断基準（ACR1982年基準，1997年改訂）

1. 顔面（頬部）紅斑（蝶形紅斑）
2. 円板状皮疹（ディスコイド疹）
3. 光線過敏症
4. 口腔潰瘍（無痛性で口腔あるいは鼻咽喉に出現）
5. 非びらん性関節炎（2関節以上）
6. 漿膜炎 　　a）胸膜炎，または，b）心膜炎
7. 腎障害 　　a）0.5 g/日以上または＋＋＋以上の持続性タンパク尿，または，b）細胞性円柱
8. 神経障害 　　a）けいれん，または，b）精神障害
9. 血液学的異常（a〜dのいずれか） 　　a）溶血性貧血 　　b）白血球減少（＜4,000/μL） 　　c）リンパ球減少（＜1,500/μL） 　　d）血小板減少（＜100,000/μL）
10. 免疫学的異常（a〜cのいずれか） 　　a）抗二本鎖DNA抗体（抗ds-DNA抗体）陽性 　　b）抗Sm抗体陽性 　　c）抗リン脂質抗体陽性：1）〜3）のいずれかによる 　　　　1）IgGまたはIgM抗カルジオリピン抗体の異常値 　　　　2）ループス抗凝固因子陽性 　　　　3）梅毒血清反応生物学的偽陽性
11. 抗核抗体陽性

〈出典：Hochberg MC:Updating the American College of Rheumatology revised criteria for the classification of systemic lupus erythematosus. Arthritis Rheum 40：1725 (letter), 1997〉

Chapter 3 全身性自己免疫疾患

断する.

(2) SLICC の診断基準

その後，2012 年に SLICC により，皮膚粘膜症状や精神神経症状を多く取り入れ，低補体血症を加え，腎生検所見を重視した新しい分類基準が発表された（表2）．ACR の基準より感度はよくなったが，特異度が低下してしまったため，現時点ではこの基準に統一しようとするコンセンサスは得られていない.

なお，表2の基準項目 17 項目を用いて SLE を診断するにあたっては，次の①②いずれかの場合，SLE と分類される.

① 臨床的基準項目 11 項目と免疫学的基準項目 6 項目の中で，それぞれ 1 項目以上，計 4 項目以上が該当する場合

② 腎生検所見でループス腎炎に合致する所見があり，抗核抗体もしくは抗 ds-DNA 抗体が陽性の場合

Word▶ SLICC
Systemic Lupus International Collaborating Clinics

表2 SLE 診断基準（SLICC の 2012 年基準）

臨床的基準項目	① 急性皮膚型ループス；ループス頬部紅斑，日光過敏性皮疹など ② 慢性皮膚型ループス；円板状紅斑など ③ 口内潰瘍 ④ 瘢痕をともなわない脱毛 ⑤ 腫脹ないし貯留液をみる 2 関節以上の滑膜炎，または 2 関節以上の圧痛と 30 分以上の朝のこわばり ⑥ 漿膜炎；胸膜炎ないし心膜炎 ⑦ 腎症；タンパク尿／クレアチニン比（または 24 時間尿）で 500 mg タンパク尿／24 時間，または赤血球円柱 ⑧ 神経症状；痙攣，精神症状，多発性単神経炎など ⑨ 溶血性貧血 ⑩ 白血球減少（少なくとも 1 回は＜4,000 mm³），リンパ球減少（少なくとも 1 回は 1,000 mm³） ⑪ 血小板減少（少なくとも 1 回は＜10 万 mm³）
免疫学的基準項目	① 抗核抗体陽性 ② 抗 ds-DNA 抗体陽性 ③ 抗 Sm 抗体陽性 ④ 抗リン脂質抗体陽性 ⑤ 血清低補体価：C3 低値，C4 低値，CH50 低値 ⑥ 直接クームス（Coombs）試験陽性

〈出典：Petri M, et al:Derivation and validation of the systemic lupus international collaborating clinics classification criteria for systemic lupus erythematosus. Arthritis Rheum 64:2677, 2012〉

❷ 重症度分類

SLE の重症度による病型分類とそれに対する治療法の確立を目的とした全国調査の結果より，表3 に示す重症度分類が示されている.

3.1 全身性エリテマトーデス

表3 SLE の重症度からみた病型分類

軽 症	DLE（円板状エリテマトーデス），皮疹，粘膜症状，レイノー現象，関節炎，筋症状，漿膜炎（少量の貯留液），尿沈渣異常／間欠的タンパク尿
中等症	持続的タンパク尿，溶血性貧血，血小板減少性紫斑病，中枢神経ループス（脳神経障害，脊髄障害，髄膜炎，機能的精神症状など），心筋炎，漿膜炎（多量の貯留液）
重 症	ネフローゼ症候群，腎不全（急速進行性，慢性），中枢神経ループス（痙攣重積発作，意識消失発作，器質性脳症候群），間質性肺炎，肺高血圧症，全身性血管炎・血栓症

〈出典：橋本博史 著，全身性エリテマトーデス臨床マニュアル第3版，p.146，日本医事新報社，2017 を一部改変〉

Word▶ DLE
discoid lupus erythematosus

治療

　SLE の治療は，薬物療法が基本で**副腎皮質ステロイド薬**が第一選択薬となる．

　また，何らかの理由で副腎皮質ステロイド薬や免疫抑制薬の投与が積極的にできない場合，治療抵抗性のループス腎炎，中枢神経性の病変，肺胞出血などの重症病変に対して，アフェレーシス療法が行われることがある．

❶ アフェレーシス療法

　アフェレーシス療法とは，疾患やその病態に深く関与している有害物質を体外循環により機械的に除去し，疾患や病態の改善を図るもので，血漿交換療法や血球成分除去療法がある．

治療薬

❶ 副腎皮質ステロイド薬

　ホスホリパーゼ A_2（PLA_2）活性の抑制によるアラキドン酸カスケードの抑制，白血球やマクロファージの機能抑制，炎症性サイトカインの産生抑制，肥満細胞の顆粒球抑制などにより抗炎症作用，免疫抑制作用を発揮する．

　SLE の免疫異常を是正するためには，副腎皮質ステロイド薬の投与は必要不可欠であり，障害臓器，重症度，活動性に応じて初期投与量を決定し，一般的には経口投与を行う．副腎皮質ステロイド薬は，**表4**に示すように，さまざま

Word▶ PLA
phospholipase A

表4　副腎皮質ステロイド薬の生物学的活性

医薬品	等価投与量 （mg）	生物学的半減期 （hr）	血漿消失半減期 （hr）	抗炎症 作用	電解質 作用
ヒドロコルチゾン	20	8〜12	1.5	1	1
プレドニゾロン	5	18〜36	2.75	4	0.8
メチルプレドニゾロン	4	18〜36	3.0	5	0.5
デキサメタゾン	0.75	36〜54	5.0	25〜30	0
ベタメタゾン	0.75	36〜54	5.0	25〜30	0

〈出典：宮本謙一 著，ステロイド一服薬指導のための Q&A（改訂4版），p.13，フジメディカル出版，2016〉

免疫疾患編

83

Chapter 3 全身性自己免疫疾患

な種類がある．それぞれ，抗炎症作用や効果の持続時間（生物学的半減期）などが異なり，一般的にはプレドニゾロンが最もよく使用される．

副作用としては，さまざまなものが知られており，大量投与や長期投与のみならず，少量投与でも問題となる副作用もあるため，予防と早期発見に努めることが重要である．表5に副作用発現時期，表6に主な副作用とその対策を示す．

表5 副腎皮質ステロイド薬の副作用発現時期

発現時期	副作用
数時間から（大量投与）	高血糖，不整脈
数日から（中等量以上）	高血圧，不整脈，高血糖，精神障害，浮腫
1～2か月（中等量以上）	感染症（細菌），無菌性骨壊死，骨粗鬆症，満月様顔貌，脂質異常症，精神障害，緑内障，消化性潰瘍，高血糖
3か月以上（少量でも）	感染症（ウィルス，結核），満月様顔貌，二次性副腎不全，骨粗鬆症，脂質異常症・動脈硬化，白内障・緑内障，消化性潰瘍，高血糖

〈出典：山本一彦 編，大島久二・田中郁子・牛窪真理・秋谷久美子 共著，改訂版 ステロイドの選び方・使い方ハンドブック，p.36，羊土社，2011〉

表6 副腎皮質ステロイド薬の主な副作用とその対策

副作用	主な対策
感染症	・手洗いやうがいの励行 ・適切な抗菌薬の併用 　ニューモシスチス肺炎：スルファメトキサゾール／トリメトプリム配合薬（ST合剤） 　帯状疱疹ウイルス：アシクロビル 　サイトメガロウイルス：ガンシクロビル
骨粗鬆症	ビスホスホネート製剤（第一選択薬：アレンドロン酸ナトリウム，リセドロン酸ナトリウム）の併用
高血糖	食事療法，運動療法，インスリンの併用
脂質異常症・動脈硬化	食事療法，HMG-CoA還元酵素阻害薬の併用
消化性潰瘍	消化性潰瘍治療薬（PPIなど）の併用

Word ▶ HMG-CoA
ヒドロキシメチルグルタリルCoA
hydroxymethylglutaryl-CoA

Word ▶ PPI
プロトンポンプ阻害薬
proton pump inhibitor

❷ 免疫抑制薬

免疫抑制薬は免疫担当細胞を傷害して免疫抑制効果をもたらすが，その効果は遅効性で，重篤な副作用も有し，治療域と副作用域が近い．そのために副腎皮質ステロイド薬の不応性や副作用により使用できない場合などに使用する．

(1) アルキル化薬

DNAにおけるグアニンをアルキル化し，架橋結合してDNA複製を障害することで免疫反応を抑制する．代表的な薬剤として**シクロホスファミド（CY）**がある．難治性病態（ループス腎炎）に対しては，シクロホスファミド高用量を点滴静注するシクロホスファミド静注パルス療法（エンドキサンパルス療法）の有用性が高い．一方，**出血性膀胱炎**や骨髄抑制などの副作用があるため，副作用防止のために投与後は十分な輸液を行うとともに，出血性膀胱炎に対し

Word ▶ CY
cyclophosphamide

てはメスナの点滴静注が有用である．

（2）代謝拮抗薬

アザチオプリンは，代謝拮抗薬であるメルカプトプリン（6-MP）のプロドラッグであり，生体内で 6-MP に変換される．6-MP は，プリン（アデニン，グアニン）の合成酵素である IMP デヒドロゲナーゼを阻害することで DNA 合成を抑制する．近年，プリン生合成経路のイノシン酸脱水素酵素を可逆的，非競合的に阻害し，DNA 合成を抑制することで免疫抑制作用を示すミコフェノール酸モフェチル（MMF）は，他の免疫抑制薬に抵抗性を示すループス腎炎やループス腎炎寛解導入後の維持療法において有効性がみられている．

Word 6-MP
6-mercaptopurine

（3）細胞内シグナル伝達阻害薬（カルシニューリン阻害薬）

タクロリムスやシクロスポリンは，T 細胞に選択的に作用し，活性化のシグナル伝達において重要な役割を果たしているカルシニューリンと結合し，カルシニューリンの活性化を阻害する．これによって，IL-2 に代表される炎症性サイトカインの産生が抑制される．吸収過程において個体間差のみならず個体内差も大きい薬剤であるため，使用にあたっては，副作用の発現などを防ぐために TDM を行いながら治療を行う．

Word IL-2
インターロイキン -2
interleukin-2

Word TDM
薬物血中濃度モニタリング
therapeutic drug monitoring

タクロリムスにおいては，ループス腎炎に対し使用され，副作用の発現を防ぐため，投与開始 3 か月間は 1 か月に 1 回，以後は定期的におよそ投与 12 時間後の血中濃度を測定し，投与量を調節することが望ましい．血中濃度が高く持続されると腎障害につながるため，血中濃度（およそ投与 12 時間後）をできるだけ 20 ng/mL 以下に維持する．トラフ濃度は，通常 5 ng/mL 以下に保つようにする．顆粒剤からカプセル剤への切り替え時は，吸収変動があるため，血中濃度を測定する．

副作用として，ふるえなどの中枢神経症状（頭痛，振戦，痙攣，不眠，幻覚など），ほてり，高血糖，腎障害，感染症などに注意が必要である．また，免疫抑制下で生ワクチンを接種すると病原性を現す可能性があるため禁忌となっている．また，CYP3A4 で代謝されるため，これらの酵素に影響する医薬品や食品との併用には注意が必要である．

Word CYP
代謝酵素チトクローム P450
cytochrome P450

なお，シクロスポリンについては，Chapter 5 ベーチェット病の項（p.134）を参照する．

❸ 非ステロイド性抗炎症薬（NSAIDs）

シクロオキゲナーゼ（COX）の阻害により，炎症や発熱，発痛の起因となるプロスタグランジン（PG）の産生を阻害し，抗炎症や解熱，鎮痛作用を示す．

Word COX
cyclooxygenase

COX には，COX-1 と COX-2 の 2 つのアイソザイムが存在し，COX-1 は大部分の正常細胞や組織に発現し，身体機能の維持に関与している．一方，COX-2 は炎症にともない，サイトカインや炎症メディエーターによって誘導される．程度の差はあるものの，多くの NSAIDs は COX-1 および COX-2 の両方の活性を抑制するため，組織の正常機能維持に必要なプロスタグランジン類の産生も抑制し，消化性潰瘍や腎障害などのさまざまな副作用が出現する

Chapter 3　全身性自己免疫疾患

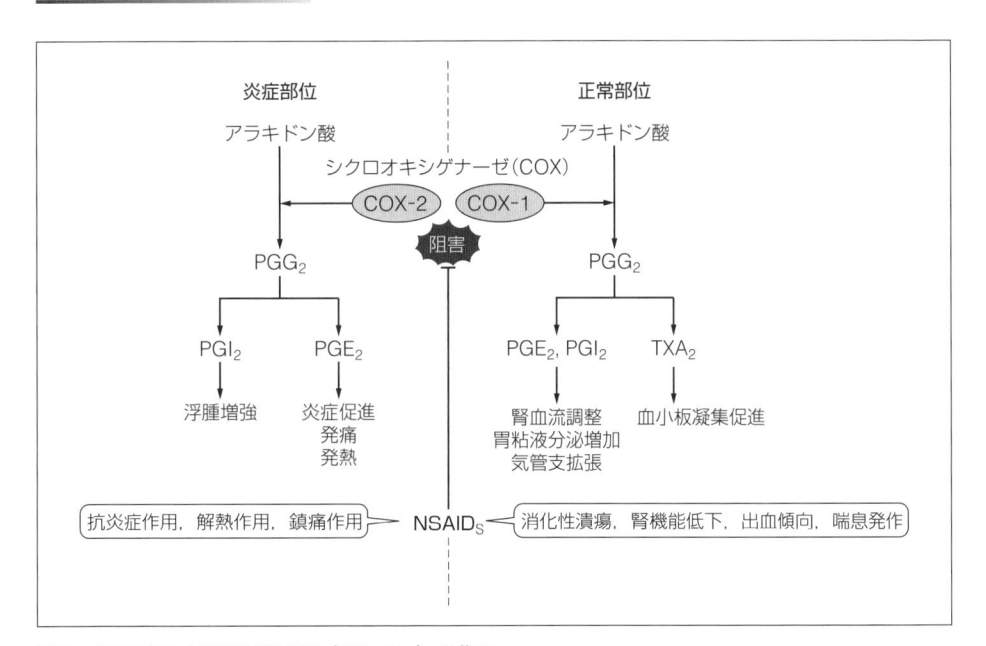

図1　非ステロイド性抗炎症薬（NSAIDs）の作用

（図1）.

　そのため，選択的にCOX-2を阻害するNSAIDsはCOX-1への影響が少ないことから，副作用の軽減という点で使用しやすい．現在，COX-2に選択性の高い薬剤として，**セレコキシブ**や**エトドラク**，**メロキシカム**がある．

　NSAIDsの代表的な副作用である胃腸障害に対して，ミソプロストールなどのプロスタグランジン製剤を併用することで予防可能である．また，腎障害による浮腫や高血圧が見られることもあり，特に高齢者や腎機能障害患者では

表7　主な非ステロイド性抗炎症薬（NSAIDs）

	化学構造による分類	医薬品	血中半減期（時間）	用法
酸性	サリチル酸系	アスピリン	0.25	分3
	アントラニル酸系	メフェナム酸	約2	分3
	アリール酢酸系	ジクロフェナク	1.2	分3
		インドメタシン	2	分3
		スリンダク	18	分2
		モフェゾラク	2.5	分3
		エトドラク*	6	分2
	プロピオン酸系	イブプロフェン	2	分3
		ロキソプロフェン	1.3	分3
		ナプロキセン	14	分2〜3
	オキシカム系	アンピロキシカム	40	分1
		ロルキシカム	2.5	分3
		メロキシカム*	28	分1
中性	コキシブ系	セレコキシブ*	7	分2
塩基性		チアラミド	1.5	分3

＊：COX-2選択性の高い薬剤

注意が必要となる.

さらに一部の NSAIDs には，ワルファリンやスルホニル尿素系血糖降下薬，ニューキノロン系抗菌薬との相互作用にも注意が必要である．薬剤の選択は，抗炎症作用の強さや血中濃度半減期，患者のリスク，副作用などを考慮して行う．表 7 に主な NSAIDs を示す.

❹ ヒドロキシクロロキン

欧米での SLE 治療ガイドラインにおいて標準的な治療薬として位置づけられている．4-アミノキノリン類に属し，主な作用として抗炎症作用，免疫調節作用，抗マラリア作用を有し，過去にわが国で販売されていたクロロキンと類似の化学構造および作用機序をもつ．組織に対する親和性はクロロキンと比較して弱く，クロロキンの副作用の 1 つである**網膜障害**の発現率も 0.1％未満と極めて低いと報告されているが，網膜障害の早期発見のために，投与前後の定期的な眼科検査を実施する必要がある．また，投与後の脂肪組織中濃度が低いことから，実体重に基づき本剤を投与した場合，特に肥満患者では過量投与となり，網膜障害などの副作用発現リスクが高まる可能性がある．そのため，実体重ではなく，身長から算出される理想体重に基づき投与量を決定する.

薬物療法

SLE の治療における第一選択薬は**副腎皮質ステロイド薬**である．軽症例ではプレドニゾロン換算で 1 日 20 mg 以下（0.5 mg/kg 以下），中等症例では 30 〜40 mg（0.5 mg/kg），重症例では 50〜60 mg（1 mg/kg）で使用される.

初期投与量を 2〜4 週間継続し，症状や検査所見などの改善を確認しながら 1〜2 週間ごとに 10％を目安に漸減する．再燃を阻止しうる最小必要量（維持量）としてプレドニゾロン換算で 1 日 10 mg 以下が望ましい.

副腎皮質ステロイド薬抵抗性の症例には**ステロイドパルス療法**[注5] あるいは，免疫抑制薬との併用療法が行われる.

副腎皮質ステロイド薬は多岐にわたる副作用があるため，予防または治療目的にさまざまな薬剤を併用する．さらに，副腎皮質ステロイド薬に対して抵抗性を示す場合や，重篤な副作用が出現する症例においては，免疫抑制薬の投与を考慮するが，重篤臓器病変など難治性病態には最初から免疫抑制薬を使用する.

診断確定までの期間，重要臓器障害がなく，症状として発熱，関節炎，筋痛などに対しては NSAIDs が用いられる.

注5：メチルプレドニゾロン 1 日 500〜1,000 mg の 3 日間点滴静注.

Chapter 3　全身性自己免疫疾患

処方例

27歳女性，軽症SLE（微熱，関節炎，皮疹）
①と②を併用処方する．
①プレドニゾロン錠5mg　1回1錠（1日2錠）　1日2回　朝夕食後
②セレコキシブ錠100mg　1回1錠（1日2錠）　1日2回　朝夕食後

商品名
プレドニゾロン：プレドニン
セレコキシブ：セレコックス

処方解説◆評価のポイント

■**処方目的**
　処方薬①：症状の寛解
　処方薬②：解熱，鎮痛，消炎
■**主な禁忌症**
　処方薬①：全身性真菌症，消化性潰瘍，精神病，結核性疾患，単純疱疹性角膜炎，
　　　　　　後嚢白内障，緑内障，高血圧症，電解質異常，血栓症，手術直後，急
　　　　　　性心筋梗塞の既往
　処方薬②：アスピリン喘息，消化性潰瘍，重篤な肝障害，重篤な腎障害，重篤な
　　　　　　心機能不全，冠動脈バイパス再建術の周術期，妊娠末期
■**効果のモニタリングポイント**
　処方薬①②：症状の寛解・鎮静
■**副作用のモニタリングポイント**
　処方薬①：感染症，骨粗鬆症，消化性潰瘍，ステロイド糖尿病，脂質異常，B型
　　　　　　肝炎の再燃など
　処方薬②：消化性潰瘍，肝機能障害，腎機能障害，間質性肺炎，心血管系血栓など

処方例

30歳女性，重症SLE（ループス腎炎）
①を処方後，②に切り替える．③～⑤を併用処方する．
①メチルプレドニゾロン注　1回1,000mg　　　生理食塩液100mLに溶解
　1時間かけて点滴静注　3日間連続
②プレドニゾロン錠5mg　　1日10錠（朝6錠，昼4錠）
　1日2回朝昼食後　その後，徐々に漸減
③スルファメトキサゾール／トリメトプリム配合薬　1回1錠（1日2錠）　1日2
　回　朝夕食後　週2日
④エソメプラゾールカプセル20mg　1回1カプセル（1日1カプセル）　1日1
　回　朝食後
⑤アレンドロン酸ナトリウム錠35mg　1回1錠（1日1錠）　1日1回　起床時
　週1回

商品名
メチルプレドニゾロン：ソル・メ
　ドロール
プレドニゾロン：プレドニン
スルファメトキサゾール／トリメ
　トプリム配合薬：バクタ
エソメプラゾール：ネキシウム
アレンドロン酸：ボナロン

処方解説◆評価のポイント

■**処方目的**
　処方薬①②：症状の寛解
　処方薬③：感染症（ニューモシスチス肺炎）の予防
　処方薬④：消化性潰瘍の予防
　処方薬⑤：骨粗鬆症による骨折の予防
■**主な禁忌症**
　処方薬①：生ワクチンまたは弱毒生ワクチン接種，全身性真菌症，腎機能低下お
　　　　　　よび慢性腎不全をともなう重症感染症，急性心筋梗塞の既往

処方薬②：前出の処方例の処方薬①と同様

処方薬③：妊婦または妊娠している可能性のある婦人，グルコース -6- リン酸脱水素酵素（G-6-PD）欠乏，血液障害またはその既往，本人または両親，兄弟が気管支喘息，発疹・蕁麻疹などのアレルギー症状を起こしやすい体質

処方薬④：アタザナビルやリルピビリンの投与中

処方薬⑤：食道狭窄またはアカラシア（食道弛緩不能症）などの食道通過を遅延させる障害，30 分以上上体を起こしていることや立っていることができない，低カルシウム血症

■効果のモニタリングポイント

処方薬①②：症状の寛解・鎮静，臨床検査値の改善

処方薬③：感染症発症の抑制

処方薬④：消化性潰瘍発症の抑制

処方薬⑤：骨粗鬆症発症の抑制

■副作用のモニタリングポイント

処方薬①②：前出の処方例の処方薬①と同様

処方薬③：消化器症状（食欲不振，悪心・嘔吐，下痢）など

処方薬④：下痢，腹痛，めまい，肝機能障害など

処方薬⑤：食道潰瘍，顎骨壊死など

処方例

33 歳女性，難治性 SLE（慢性皮膚ループスなどの難治性皮疹）
ヒドロキシクロロキン硫酸塩錠 200 mg　1 回 1 錠（1 日 1 錠）　1 日 1 回　朝食後

商品名
ヒドロキシクロロキン：プラケニル

処方解説◆評価のポイント

■処方目的

皮膚病変，全身症状の改善

■主な禁忌症

網膜症や黄斑症またはその既往

■効果のモニタリングポイント

皮膚病変，全身症状の改善

■副作用のモニタリングポイント

網膜症・黄斑症・黄斑変性，下痢，頭痛，低血糖など

服薬指導

① 副腎皮質ステロイド薬

- 副腎皮質ステロイド薬が治療の基本となるため，指示された服用方法（服用量，時間など）を守る．特に，自己判断による減量や急な中止は，症状の再燃，ステロイド離脱症状（発熱，倦怠感，易疲労感，頭痛，関節痛など）を引き起こすことがあるため，絶対に勝手に服用を中止しない．
- 副腎皮質ステロイド薬の長期または大量に服用中および免疫抑制薬を服用中は，生ワクチンは接種しない．
- 免疫抑制にともなう感染症に注意する必要があり，うがいの励行，外出時

Chapter 3　全身性自己免疫疾患

のマスク着用など，感染症にかからないよう気をつける．

❷ その他

・ヒドロキシクロロキンの服用中は，視覚異常発現の可能性があるため，自
動車の運転など危険をともなう作業などには十分に注意する．

Chapter 3 全身性自己免疫疾患

3.2 強皮症

学習のポイント

主な臨床症状

1 皮膚症状：レイノー現象，皮膚硬化など
2 肺病変：間質性肺炎，肺高血圧症など
3 消化管障害：逆流性食道炎など
4 腎病変：腎クリーゼなど

主な臨床検査値

抗セントロメア抗体，抗トポイソメラーゼ I 抗体，抗 RNA ポリメラーゼ III 抗体，抗 U1-RNP 抗体の陽性

主な治療薬

1 副腎皮質ステロイド薬〈プレドニゾロン〉
2 免疫抑制薬
　〈シクロホスファミド，シクロスポリン，タクロリムス，ミコフェノール酸モフェチル〉

3 その他
　1）エンドセリン受容体拮抗薬〈ボセンタン〉
　2）ホスホジエステラーゼ（PDE）V阻害薬
　　〈シルデナフィル〉
　3）アンジオテンシン変換酵素（ACE）阻害薬
　　〈エナラプリルなど〉

免疫疾患編

概要

　強皮症（systemic sclerosis）は，皮膚が硬くなること（皮膚硬化）を主な症状とする原因不明の疾患で，広い意味で全身性強皮症と限局性強皮症の 2 つに分けられる．しかし，限局性強皮症は皮膚にのみ硬化が起こる全く別の病気であり，ここでは全身性強皮症について記載する．

　強皮症の原因は未だに不明であるが，遺伝素因と環境素因の両方が関連して発症すると考えられている．一方で，① 繊維芽細胞の活性化，② 血管障害，③ 免疫異常の 3 つの病態が関与していることも知られている．その結果，皮膚の線維化，微小血管障害，自己抗体産生を起こし，さらに多彩な臓器，特に心臓や肺などの重要臓器にも病変をともなうことがある．

　皮膚硬化の範囲で 2 つの病型に分類され，その特徴は**表 1** の通り．

Word PDE
phosphodiesterase

Word ACE
angiotensin converting enzyme

表 1　強皮症の分類と特徴

分類	皮膚硬化の部位	特徴
びまん皮膚硬化型全身性強皮症	肘や膝，体幹部	・進行が早い ・臓器病変は重症のことが多い
限局皮膚硬化型全身性強皮症	肘や膝から末梢部分	・進行が比較的緩徐 ・重症臓器障害は少ない

Chapter 3 全身性自己免疫疾患

● 疫学 ●

　わが国での患者数は，2万人以上といわれている．男女比は1:12と女性に好発し，特に30〜50歳代の女性で発症しやすい傾向がある．

臨床症状

　多彩な臓器に症状を引き起こし，その組み合わせや重症度は患者によって異なる．初期では，レイノー現象[注1]，手指の腫脹，関節痛などが発症することが多く，その後，四肢末端から中枢側に向かって皮膚硬化が出現・拡大していく．

注1：寒冷刺激や精神的緊張によって手足の指先に起こる色調変化で，典型的には白→紫→赤の3段階，または白→紫や白→赤の2段階に変化する．

❶ 皮膚症状

　初期症状として最も多いのがレイノー現象である．急な温度変化や精神的緊張などによりその症状が見られる．また，皮膚硬化は手指の腫れぼったい感じから始まり，徐々に前腕，上腕，躯幹へと体の中心部に向かって広がっていく．限局皮膚硬化型では躯幹まで広がることはまれである．顔面にも見られることがあり，表情の変化や口が開きにくくなることもある．その他，爪上皮（爪のあま皮）の黒い出血点，指先に見られる凹んだ傷跡，色素異常，皮膚潰瘍などが見られる．

❷ 肺病変

　肺間質の炎症，硬化により間質性肺炎，肺線維症をきたす．咳や息切れなどの症状が多く，徐々に息苦しさが増して酸素吸入が必要となるケースもある．また，心臓から肺へ血液を送る肺動脈にも障害（硬化）が起こり，肺動脈圧が過剰に上昇する肺高血圧症が起きることもある．

❸ 消化管障害

　食道下部の線維化により，逆流性食道炎になることがあり，胸やけ，胸のつかえなどの症状が見られる．下部消化管に障害が起こると，下部消化管の蠕動運動が低下し，便秘や下痢を繰り返し，進行すると麻痺性イレウスを発症することもある．

❹ 腎病変

　発症頻度は少ないが，腎臓の血管に障害が起こり，腎障害や急激な血圧上昇となる腎クリーゼが見られることもある．

臨床検査

　抗体検査で，疾患特異的な抗核抗体が高率で出現する．強皮症では，抗セントロメア抗体，抗トポイソメラーゼⅠ抗体，抗RNAポリメラーゼⅢ抗体，抗U1-RNP抗体が陽性を示す．特に，びまん型皮膚硬化型全身性強皮症では，抗

トポイソメラーゼ I 抗体，抗 RNA ポリメラーゼ III 抗体が検出され，限局皮膚硬化型全身性強皮症では，抗セントロメア抗体が検出される．

診断

診断には，アメリカリウマチ学会（ACR）とヨーロッパリウマチ学会（EULAR）の分類基準（**表2**）や厚生労働省研究班の診断基準（**表3**）が用いられる．

① ACR/EULAR 分類基準

ACR/EULAR 分類基準は，早期の強皮症の診断ができるのが特徴である．

表2　ACR/EULAR による全身性強皮症の分類基準（2013 年）

- ・手指硬化が MCP 関節を超えて近位まで存在すれば全身性強皮症と分類する（近位皮膚硬化）
- ・上記を満たさなくても，皮膚硬化が手指に限局または手指腫脹が見られる場合は以下のスコアリングに当てはめ，合計 9 ポイント以上であれば全身性強皮症と分類する

ドメイン	基準項目	ポイント
手指の皮膚所見 （ポイントの高いほうを採用）	手指腫脹（puffy fingers）のみ	2
	MCP 関節より遠位に限局した皮膚硬化	4
指尖の皮膚病変	指尖の潰瘍	2
	指尖の陥凹性瘢痕	3
爪郭毛細血管異常	—	2
毛細血管拡張	—	2
肺病変	肺動脈性肺高血圧症	2
	間質性肺炎	
レイノー現象	—	3
強皮症関連自己抗体	抗セントロメア抗体	3
	抗トポイソメラーゼ I 抗体	
	抗 RNA ポリメラーゼ III 抗体	

- ・手指に皮膚硬化・腫脹がない場合は他疾患（腎性全身性線維症，全身性のモルフィア，好酸球性筋膜炎，糖尿病性浮腫性硬化症，硬化性粘液水腫，肢端紅痛症，ポルフィリア，硬化性苔癬，GVHD，糖尿病性手関節症など）を考える
- ・臨床所見を説明できる他疾患を有する場合は本基準を適用しない

〈出典：van den Hoogen F, et al. Arthritis Rheum 65：p.2737-2747, 2013 より作成〉

② 厚生労働省研究班の診断基準

厚生労働省研究班の診断基準は，2003 年に作成されたのち，2013 年 11 月 ACR と EULAR が共同で感度・特異度を高めた新たな強皮症診断基準を作成したことを受けて，改訂されたものである．

Chapter 3　全身性自己免疫疾患

表3　厚生労働省研究班による全身性強皮症の診断基準（2016年）

項目	大基準	両側性の手指を超える皮膚硬化
	小基準	① 手指に限局する皮膚硬化*1
		② 爪郭部毛細血管異常*2
		③ 手指尖端の陥凹性瘢痕，あるいは指尖潰瘍*3
		④ 両側下肺野の間質性陰影
		⑤ 抗トポイソメラーゼI抗体，抗セントロメア抗体，抗RNAポリメラーゼⅢ抗体のいずれかが陽性
除外基準		以下の疾患を除外 腎性全身性線維症，汎発型限局性強皮症，好酸球性筋膜炎，糖尿病性浮腫性硬化症，硬化性粘液水腫，ポルフィリン症，硬化性萎縮性苔癬，移植片対宿主病，糖尿病性手関節症，Crow-Fukase症候群，Werner症候群
判定		大基準，あるいは小基準①および②〜⑤のうち1項目以上を満たせば全身性強皮症と診断

＊1：MCP関節よりも遠位にとどまり，かつPIP関節よりも近位に及ぶものに限る．
＊2：肉眼的に爪上皮出血点が2本以上の指に認められる，またはcapillaroscopyあるいはdermos-copyで全身性強皮症に特徴的な所見が認められる．
＊3：手指の循環障害によるもので，外傷などによるものを除く．
〈典：強皮症・皮膚線維化疾患の診断基準・重症度分類・診療GL作成委員会 編，全身性強皮症・限局性強皮症・好酸球筋膜炎硬化性萎縮苔癬　診断基準・重症度分類療ガイドライン2016，p.1，金原出版，2016〉

治療

　現時点では，病気を根本的にコントロールする治療は確立されていない．そのため，症状をやわらげたり障害をより少なくするための薬物療法が主体となる．

治療薬

❶ 副腎皮質ステロイド薬

　皮膚硬化に対して用いられ，①皮膚硬化出現6年以内の早期，②急速な皮膚硬化の進行（数か月から1年以内に皮膚硬化の範囲，程度が進行）が認められる，③触診にて浮腫性硬化が主体である，のうち2項目以上を満たす症例において，20〜30 mgの少量経口投与が行われる．腎クリーゼを誘発するリスク因子となるため，血圧および腎機能を慎重にモニターする必要がある．特に，抗RNAポリメラーゼⅢ抗体陽性例ではリスクが高い．

　副腎皮質ステロイド薬の詳細については，Chapter 3.1全身性エリテマトーデスの治療薬（p.83）を参照．

❷ 免疫抑制薬

　免疫抑制薬であるシクロホスファミドが肺線維症の進行を抑えるとの報告がある注2．皮膚硬化の改善も示されているため，副腎皮質ステロイド薬の無効例や投与できない例などに対して副作用に注意しながら投与してもよい．シクロホスファミド静注パルス療法（エンドキサンパルス療法）についてはこれま

注2：他の免疫抑制薬であるシクロスポリン，タクロリムス，ミコフェノール酸モフェチル（MMF）は皮膚硬化に対する有用性が報告されていることから治療の選択肢の1つと考えられるが，保険適用はないので注意する．

で報告されていないが，シクロホスファミドの経口投与においては投与総量が多くなることを考慮すると，シクロモスファミド静注パルス療法を選択するほうがよい場合も多い．

シクロホスファミドの詳細については，Chapter 3.1 全身性エリテマトーデスの治療薬（p.84）を参照．

❸ その他

（1）エンドセリン受容体拮抗薬

ボセンタンは，強皮症における肺動脈性肺高血圧症に対して有効であり，心筋機能も改善し，予後を改善するとの報告がある．また，指尖潰瘍新生を予防する治療としても推奨され，症例によってはレイノー現象や指尖潰瘍縮小，他の部位の潰瘍に効果が期待できる．

（2）ホスホジエステラーゼ（PDE）V阻害薬

シルデナフィルは，強皮症における肺動脈性肺高血圧症に対して有効であるとの報告がある．レイノー現象の緩和のために使用されることもあるが，わが国での使用例はほとんどなく，薬価が高く，わが国ではオーファンドラッグ（希少疾病用医薬品）であり，かつ保険適用はない．

（3）アンジオテンシン変換酵素（ACE）阻害薬

強皮症腎クリーゼと診断した場合は，すみやかに ACE 阻害薬での治療を開始し，血圧をみながら増減する．効果不十分の場合，カルシウム拮抗薬などを追加する．最初は短時間作用型薬剤を少量から開始し，その後，長時間作用型薬剤に継続していくことも可能である．

薬物療法

病気の自然経過を変えることで障害を最低限に抑える**疾患修飾療法**と，病気によって起こった症状を和らげる**対症療法**がある．

皮膚硬化に対して副腎皮質ステロイド薬の少量経口投与を，肺線維症に対してシクロホスファミドを，逆流性食道炎に対してプロトンポンプ阻害薬（PPI）を，血管病変に対してプロスタサイクリンを，強皮症腎クリーゼに対して ACE 阻害薬を，肺高血圧症に対してエンドセリン受容体拮抗薬やホスホジエステラーゼ（PDE）V阻害薬を用いる．

Word PPI
proton pump inhibitor

❶ 疾患修飾療法

疾患修飾療法として，びまん硬化型の発症早期に皮膚硬化の進行を食い止めるために副腎皮質ステロイド薬が，間質性肺炎に対して副腎皮質ステロイド薬や免疫抑制薬が用いられる．

Chapter 3　全身性自己免疫疾患

処方例

40 歳女性，強皮症（皮膚の硬化）
プレドニゾロン錠 5 mg　1 日 4 錠（朝 3 錠，昼 1 錠）　1 日 2 回　朝昼食後

商品名
プレドニゾロン：プレドニン

処方解説◆評価のポイント

■処方目的
　皮膚硬化の改善
■主な禁忌症
　全身性真菌症，消化性潰瘍，精神病，結核性疾患，単純疱疹性角膜炎，後嚢白内障，
　緑内障，高血圧症，電解質異常，血栓症，手術直後，急性心筋梗塞の既往
■効果のモニタリングポイント
　症状の寛解（改善）
■副作用のモニタリングポイント
　感染症，骨粗鬆症，消化性潰瘍，ステロイド糖尿病，脂質異常，B 型肝炎の再燃
　など

❷ 対症療法

　対症療法として，レイノー現象や皮膚潰瘍に対しては血管拡張薬が，関節痛
に対しては鎮痛薬が，肺高血圧症に対してエンドセリン受容体拮抗薬，逆流性
食道炎に対しては制酸薬などが，腎クリーゼに対しては ACE 阻害薬が用いら
れる．

処方例

30 歳女性，強皮症における肺高血圧症，手指潰瘍，逆流性食道炎
①と②を併用処方する．
①ボセンタン水和物錠 62.5 mg　1 回 1 錠（1 日 2 錠）　1 日 2 回　朝夕食後
②ランソプラゾールナトリウム錠 10 mg　1 回 1 錠（1 日 1 錠）　1 日 1 回　朝食
　後

商品名
ボセンタン：トラクリア
ランソプラゾール：タケプロン

処方解説◆評価のポイント

■処方目的
　処方薬①：肺高血圧症，手指潰瘍の改善
　処方薬②：逆流性食道炎の改善
■主な禁忌症
　処方薬①：妊婦または妊娠している可能性のある婦人，中等度あるいは重度の肝
　　　　　　障害，シクロスポリンまたはタクロリムスを投与中，グリベンクラミ
　　　　　　ドを投与中
　処方薬②：アタザナビル，リルピビリンを投与中
■効果のモニタリングポイント
　処方薬①：臨床症状（肺血行動態）の改善，手指潰瘍の発生数の減少
　処方薬②：胃部不快感の改善
■副作用のモニタリングポイント
　処方薬①：肝機能障害，汎血球減少，白血球減少，好中球減少，血小板減少，ヘ
　　　　　　モグロビン減少，頭痛など
　処方薬②：汎血球減少，白血球減少，好中球減少，血小板減少，ヘモグロビン減少，
　　　　　　肝機能障害，腎機能障害，間質性肺炎など

3.2　強皮症

処方例

33歳女性，強皮症腎クリーゼ
エナラプリル錠 2.5 mg　1回1錠（1日1錠）1日1回　朝食後

商品名
エナラプリル：レニベース

処方解説◆評価のポイント

■処方目的
　強皮症腎クリーゼの改善
■主な禁忌症
　血管浮腫の既往，デキストラン硫酸固定化セルロース・トリプトファン固定化ポリビニルアルコールまたはポリエチレンテレフタレートを用いた吸着器によるアフェレーシスを施行中，アクリロニトリルメタリルスルホン酸ナトリウム膜（AN69）を用いた血液透析施行中，妊婦または妊娠している可能性のある婦人，アリスキレンを投与中の糖尿病
■効果のモニタリングポイント
　高血圧の改善
■副作用のモニタリングポイント
　血管浮腫，肝機能障害，汎血球減少症，無顆粒球症，血小板減少，高カリウム血症，空咳など

免疫疾患編

服薬指導

❶ 副腎皮質ステロイド薬

〔Chapter 3.1 の服薬指導（p.89）参照〕

❷ その他

・病気のことを正しく理解し，生活習慣に気を付ける．例えば，皮膚症状の緩和のために指先の保温に心がけ，血行をさらに悪化させる喫煙は避ける．また，手指の関節が固くなって動かなくならないように，常日頃より適度なストレッチをする．

Chapter 3

全身性自己免疫疾患

3.3 多発性筋炎，皮膚筋炎

学習の ポイント

主な臨床症状

全身症状（発熱，全身倦怠感など），筋症状（筋力低下など），皮膚症状（ヘリオトロープ疹，ゴットロン丘疹，ゴットロン徴候など），肺症状（間質性肺炎），心病変（心筋炎など），関節痛など

主な臨床検査値

1 血液検査

血清 CK，ALD，LDH，AST，ALT，Mb 値の上昇

2 抗体検査

抗 Jo-1 抗体，抗 MDA5 抗体，抗 Mi-2 抗体，抗 TIF1-γ 抗体の陽性

主な治療薬

1 副腎皮質ステロイド薬〈プレドニゾロン，メチルプレドニゾロン〉

2 免疫抑制薬〈アザチオプリン，タクロリムス，シクロスポリン〉

3 その他〈静注用ヒト免疫グロブリン〉

概要

多発性筋炎（polymyositis：PM）は，骨格筋の炎症により四肢近位筋，頸筋，咽頭筋などの筋力が低下する原因不明の自己免疫性の炎症性筋疾患である．そのなかで，筋炎症状に加えて，定型的な皮疹をともなうものを，**皮膚筋炎**（dermatomyositis：DM）と呼ぶ．

関節炎，間質性肺炎，心筋障害など骨格筋以外の臓器障害も合併し，疾患特異的な自己抗体を認めることから，自己免疫が関係していると考えられている．

● 疫学 ●

2012 年の特定疾患医療受給者証所持者数より，わが国の PM/DM 推定患者総数は約 19,000 人であり，その割合はほぼ同数である．男女比は 1：3 と女性に好発し，すべての年齢層で発症し，発症ピークは 2 峰性で，5〜9 歳，50 歳代である．

Word▶ CK
クレアチンキナーゼ
creatine kinase

Word▶ ALD
アルドラーゼ
aldolase

Word▶ LDH
乳酸脱水素酵素
lactate dehydrogenase

Word▶ AST
アスパラギン酸アミノ基転移酵素
aspartate transaminase

Word▶ ALT
アラニンアミノ基転移酵素
alanine transaminase

臨床症状

❶ 全身症状

発熱，全身倦怠感，易疲労感，食欲不振，体重減少などが出現する．

Word▶ Mb
ミオグロビン
myoglobin

❷ 筋症状

主要徴候として，緩徐に発症して進行する体幹，四肢近位筋群，頸筋，咽頭筋の筋力低下が多く，日常生活上では，階段昇降，しゃがみ立ち，重いものの持ち上げ，起床時の頭の持ち上げなどが困難となる．嚥下にかかわる筋力の低下は，構音障害のみならず，誤嚥や窒息死の原因となる．筋痛も見られること

もあり，進行症例として筋委縮が起こる．

❸ 皮膚症状

約半数の症例で特徴的な皮疹が見られ，ヘリオトロープ（Heliotrope）疹と呼ばれる上眼瞼の紫紅色浮腫性紅斑や，ゴットロン（Gottron）丘疹と呼ばれる手指の遠位指節間関節や中手指節関節の背部に見られる紅色丘疹が生じる．また，同部位や肘頭，膝蓋，内果には落屑をともなう角化性紅斑が現れることが多く，ゴットロン徴候と呼ばれる．

これら三大徴候のほか，V 徴候やショール（Shawl）徴候と呼ばれる紅斑が頭部から上胸部，項部から肩の後面にかけて出現することがある．

筋炎所見がなく，典型的な皮膚症状のみの症例を無筋症性皮膚筋炎（ADM）と呼び，臨床検査では筋炎を示唆するものの筋症状のない hypomyopathic DM（HDM）と合わせて，臨床的無筋症性皮膚筋炎（CADM）と総称される．

Word▶ ADM
amyopathic dermatomyositis

Word▶ CADM
clinically amyopathic
dermatomyositis

❹ 肺症状

間質性肺炎は約半数の症例で見られ，生命予後を左右する．自覚症状として，乾性咳嗽，労作時呼吸困難を認め，身体所見で両側下肺野を中心に捻髪音を聴取する．

❺ 心病変

進行例では，心筋炎や線維化による不整脈や心不全などが見られることがある．

❻ その他の臨床症状

関節痛や関節炎がしばしば見られる．合併症として，あらゆる種類の悪性腫瘍があり，一般人口と比して DM では約 3 倍前後，PM では約 2 倍弱合併率が高い．

臨床検査

❶ 血液検査

血清 CK，ALD，LDH，AST，ALT，Mb の値が上昇する．急性期には赤沈亢進，CRP の上昇などの炎症所見を認める．

Word▶ CRP
C 反応性タンパク質
C-reactive protein

❷ 抗体検査

多種類の疾患特異的自己抗体が認められ，なかでも**抗 Jo-1 抗体**が 2 割程度と高頻度に検出される．それ以外にも，**抗 MDA5 抗体**[注1]，**抗 Mi-2 抗体**[注2]，**抗 TIF1-γ 抗体**[注3]が特徴的である．

その他，筋電図や筋生検，皮膚生検などで特徴的な所見が認められる．

注 1：抗 DMA 抗体は DM 特異的で，陽性者は筋症状に乏しく，高頻度で急速進行性間質性肺炎を合併し予後不良となる．

注 2：抗 Mi-2 抗体は DM 特異的で，ショール徴候，V 徴候が高頻度で，関節炎や間質性肺炎が低頻度でステロイド反応性が良好な病型と関連する．

注 3：抗 TIF1-γ 抗体は悪性腫瘍合併 DM と関連する．

Chapter 3　全身性自己免疫疾患

診断

❶ 診断基準

　1992年に厚生省（当時）自己免疫疾患調査研究班による診断基準が用いられていたが，2015年1月の難病医療費助成制度改正にともない，**表1**に示す診断基準に改訂された．

表1　多発性筋炎・皮膚筋炎の診断基準（2015年）

〈診断基準項目〉
　（1）皮膚症状
　　（a）ヘリオトロープ疹：両側または片側の眼瞼部の紫紅色浮腫性紅斑
　　（b）ゴットロン丘疹：手指関節背面の丘疹
　　（c）ゴットロン徴候：手指関節背面および四肢関節背面の紅斑
　（2）上肢または下肢の近位筋の筋力低下
　（3）筋肉の自発痛または把握痛
　（4）血清中筋原性酵素（クレアチンキナーゼまたはアルドラーゼ）の上昇
　（5）筋炎を示す筋電図変化（随意運動時の低振幅電位，安静時の自発電位など）
　（6）骨破壊をともなわない関節炎または関節痛
　（7）全身性炎症所見（発熱，CRP上昇，または赤沈亢進）
　（8）抗アミノアシルtRNA合成酵素抗体（抗Jo-1抗体を含む）陽性
　（9）筋生検で筋炎の病理所見：筋線維の変性および細胞浸潤

〈診断基準〉
　皮膚筋炎：（1）皮膚症状（a）から（c）の1項目以上を満たし，かつ経過中に（2）〜（9）
　　　　　　の項目中4項目以上を満たすもの．なお，皮膚症状のみで皮膚病理学的所見が皮
　　　　　　膚筋炎に合致するものは無筋症性皮膚筋炎とする
　多発性筋炎：（2）〜（9）の項目中4項目以上を満たすもの

〈鑑別除外を要する疾患〉
　感染性による筋炎，薬剤誘発性ミオパチー，内分泌異常に基づくミオパチー，筋ジストロ
　フィーその他の先天性筋疾患，湿疹，皮膚炎群を含むその他の皮膚疾患

〈出典：厚生労働科学研究費補助金難治性疾患政策研究事業（難治性疾患政策研究事業）事故目根来疾患に関する調査研究班多発性筋炎皮膚筋炎分科会 編，多発性筋炎・皮膚筋炎治療ガイドライン，p.xiv，2015〉

❷ 重症度分類

　現在，日常生活における支障を考慮し，厚生労働省の重症度基準が設定されている．この基準では，**表2**の4項目のうち，最低1項目が該当すれば重症と判定され，医療費助成の対象となる．

表2　重症度分類（2015年）

以下のいずれかに該当する症例を重症とし，医療費助成の対象とする．
1）原疾患に由来する筋力低下がある
　体幹・四肢近位筋群（頸部屈筋，三角筋，上腕二頭筋，上腕三頭筋，腸腰筋，大腿四頭筋，
　大腿屈筋群）の徒手筋力テスト平均が5段階評価で4＋（10段階評価で9）以下
　もしくは，同筋群のいずれか1つのMMTが4（10段階評価で8）以下
2）原疾患に由来するCK値もしくはアルドラーゼ値上昇がある
3）活動性の皮疹（皮膚筋炎に特徴的な丘疹，浮腫性あるいは角化性の紅斑，脂肪織炎*が複数
　部位に認められるもの）がある
4）活動性の間質性肺炎を合併している（その治療中を含む）

＊新生または増大する石灰沈着を含む
〈出典：厚生労働科学研究費補助金難治性疾患政策研究事業（難治性疾患政策研究事業）事故目根来疾患に関する調査研究班多発性筋炎皮膚筋炎分科会 編，多発性筋炎・皮膚筋炎治療ガイドライン，p.xv，2015〉

治療

　炎症が強い急性期は，安静と薬物療法が主体となる．炎症が落ち着いた慢性期では，筋力低下や筋萎縮，関節拘縮を防止するためにリハビリテーションを行う．

治療薬

❶ 副腎皮質ステロイド薬

　筋炎治療の第一選択薬であり，プレドニゾロンが基本となる．通常，プレドニゾロン換算1 mg/kgの高用量で開始し，2〜4週間継続後，筋力の改善と血清CK値を指標として1〜2週ごとに約10％割合で漸減する．維持量はプレドニゾロン5〜10 mg/日とする．筋炎では，ステロイド性筋炎という筋萎縮が問題となり，できるだけ使用量を少なくするとよいとされる．重度の筋力低下，著しいCK高値の症例では副腎皮質ステロイド薬のパルス療法を行う．皮膚病変が主体の場合，局所ステロイド療法を優先する．

　副腎皮質ステロイド薬の詳細については，Chapter 3.1 全身性エリテマトーデスの治療薬（p.83）を参照．

❷ 免疫抑制薬

　副腎皮質ステロイド薬による治療の早期から，免疫抑制薬の併用は有用性があり，さらに，副腎皮質ステロイド薬の減量にともなう再燃の発症率を低下させる．

　さまざまな免疫抑制薬が検討されているが，わが国では，アザチオプリン，メトトレキサート（保険適用外），タクロリムス，シクロスポリン（保険適用外）がよく用いられる．タクロリムスやシクロスポリンは，筋炎に合併した間質性肺炎についても有効性が報告されている．

　免疫抑制薬の詳細については，Chapter 3.1 全身性エリテマトーデスの治療薬（p.84）を参照．

Chapter 3　全身性自己免疫疾患

薬物療法

❶ 基本治療

　筋組織にリンパ球やマクロファージ浸潤をともなう自己免疫性組織障害が病態の基本であるため，**副腎皮質ステロイド薬**が第一選択となる．嚥下障害，急速進行性間質性肺炎のある症例では，速やかな対応が必要なため，強力かつ速やかに治療を開始する必要がある．

　皮膚炎主体の症例では，患部の遮光，局所ステロイド薬による治療が基本となる．

❷ ステロイド抵抗例の場合

　副腎皮質ステロイド薬が効果不十分，精神症状などの副作用による使用不可，減量による再燃などの症例では，免疫抑制薬を併用する．即効性のある治療としては，**ヒト免疫グロブリン大量静注療法**があるが，持続性に乏しく，寛解導入には他剤で免疫抑制を行う必要がある．

　急速進行性間質性肺炎を合併する症例では，当初から高用量副腎皮質ステロイド薬と免疫抑制薬を併用する．また，悪性腫瘍の確認を十分に行い，治療することが大事である．

処方例

53歳女性，皮膚筋炎
プレドニゾロン錠5mg　1回4錠（1日12錠）　1日3回　朝昼夕食後

商品名
プレドニゾロン：プレドニン

処方解説◆評価のポイント

■処方目的
　症状の改善
■主な禁忌症
　全身性真菌症，消化性潰瘍，精神病，結核性疾患，単純疱疹性角膜炎，後嚢白内障，緑内障，高血圧症，電解質異常，血栓症，手術直後，急性心筋梗塞の既往
■効果のモニタリングポイント
　症状の寛解（改善）
■副作用のモニタリングポイント
　感染症，骨粗鬆症，消化性潰瘍，ステロイド糖尿病，脂質異常，B型肝炎の再燃など

処方例

55歳女性，多発性筋炎・間質性肺炎
①と②を併用処方する．
①プレドニゾロン錠5mg　1回4錠（1日12錠）　1日3回　朝昼夕食後
②タクロリムスカプセル1mg　1回2カプセル（1日4カプセル）　1日2回　朝夕食後

商品名
プレドニゾロン：プレドニン
タクロリムス：プログラフ

3.3 多発性筋炎，皮膚筋炎

処方解説◆評価のポイント

■**処方目的**
　処方薬①②：症状の改善
■**主な禁忌症**
　処方薬①：全身性真菌症，消化性潰瘍，精神病，結核性疾患，単純疱疹性角膜炎，
　　　　　後嚢白内障，緑内障，高血圧症，電解質異常，血栓症，手術直後，急
　　　　　性心筋梗塞の既往
　処方薬②：シクロスポリンやボセンタン投与中，カリウム保持性利尿薬投与中，
　　　　　妊娠または妊娠している可能性のある婦人
■**効果のモニタリングポイント**
　処方薬①②：症状の寛解（改善）
■**副作用のモニタリングポイント**
　処方薬①：感染症，骨粗鬆症，消化性潰瘍，ステロイド糖尿病，脂質異常，Ｂ型
　　　　　肝炎の再燃など
　処方薬②：腎不全，心不全，感染症，全身痙攣，意識障害，脳梗塞，血栓性微小
　　　　　血管障害，汎血球減少症など[※1]

▶▶▶**留意事項**
※1 目標血中トラフ濃度を5〜10 ng/mL とし，血中トラフ濃度をモニタリングしながら投与量を調節する.

処方例

50歳女性，難治性皮膚筋炎（ステロイド抵抗性の多発性筋炎・間質性肺炎）
ポリエチレングリコール処理ヒト免疫グロブリン注　1回400 mg/kg　1日1回
3時間以上かけて点滴静注　5日間

商品名
ポリエチレングリコール処理ヒト免疫グロブリン：ヴェノグロブリンIH

処方解説◆評価のポイント

■**処方目的**
　症状の改善（筋力低下の改善）
■**主な禁忌症**
　遺伝性果糖不耐症
■**効果のモニタリングポイント**
　症状の寛解（改善）
■**副作用のモニタリングポイント**
　ショック，肝機能障害，腎機能障害，無菌性髄膜炎，血小板減少，血栓塞栓症など

服薬指導

副腎皮質ステロイド薬に関しては，Chapter 3.1 の服薬指導（p.89）を参照.
免疫抑制薬に関しては，Chapter 6 の服薬指導（p.161）を参照.

免疫疾患編

103

Chapter 4 臓器特異的自己免疫疾患

4.1 多発性硬化症

学習のポイント

主な臨床症状
頭痛，発熱，感冒様症状，悪心・嘔吐，視力障害，しびれ感，運動麻痺，歩行障害，複視，排尿困難，言語障害，感覚障害，有痛性強直性痙攣，ウートフ（Uhthoff）徴候など

主な臨床検査値
特異的なものはみられない

主な治療薬
1 副腎皮質ステロイド薬〈プレドニゾロン，メチルプレドニゾロン〉
2 インターフェロンβ〈インターフェロンβ-1b，インターフェロンβ-1a〉
3 免疫抑制薬〈シクロホスファミド，アザチオプリンなど〉
4 フィンゴリモド
5 モノクローナル抗体〈ナタリズマブ〉
6 その他〈グラチラマー，フマル酸ジメチル〉

概要

多発性硬化症（multiple sclerosis：MS）は，中枢神経系の炎症性脱髄性神経変性疾患であり，脳・脊髄・視神経などの中枢神経組織に多巣性に脱髄病変が生じ，これらの病変が慢性的に時間を違えて起こる．そのため，多彩な神経症状が再発と寛解を繰り返して起こる，中枢神経病変の時間的・空間的に多発するのが特徴である．

視神経と脊髄にともなう症状を呈する患者の中には，**視神経脊髄炎**（neuromyelitis optica：NMO）を有する患者が含まれるが，視神経と脊髄を比較的短期間に強く障害する炎症性の症状を示す，再発しない疾患として知られていた．しかし，近年再発性の病態が一般的となり，血清中に存在する**アクアポリン4**（AQP4）抗体の関与が明らかになりつつあることから，MSとNMOは1つの疾患群として捉える考えもある．

Word ▶ AQP
aquaporin

MSの病因は明らかではないが，病巣にリンパ球やマクロファージの浸潤があり，自己免疫機序を介した炎症により脱髄が起こると考えられている．なお，現在のところ，可能性の高い病因として，疾患感受性遺伝子の関与，自己免疫などの免疫異常およびウイルス感染の3つが挙げられ，疾患感受性のある者がウイルスなどの感染因子の感染をきっかけに異常免疫応答を引き起こし，炎症性脱髄変化を引き起こすのではないかと考えられている．

● 疫学 ●
2012年度医療受給者証保持者数より，わが国のMS推定患者総数は約17,000人である．男女比は約1：3と女性に好発し，発症ピークは，20歳代後半から30歳代前半にピークを示し，全体8割が15〜50歳の間に発症する．MSは欧米の白人に多く，かつ同じ人種では米国北部やカナダ南部，北欧諸国など緯度が高いほど有病率が高い．

104

臨床症状

　初発時は，1/2〜1/3 の症例において急性であり，症状は 1 週間以内にピークに達する．例外的に一次進行型 MS では徐々に発症する．

　多くは前駆症状がみられないが，時に頭痛，発熱，感冒様症状，悪心・嘔吐などが約 10％に見られる．初発神経症状として決まった症状から現れることはなく，視力障害，しびれ感，運動麻痺，歩行障害，複視，排尿困難，感覚鈍麻，言語障害などが比較的多い．全経過中で見られる主な症状は，視力障害，複視，小脳失調，四肢の麻痺（単麻痺，対麻痺，片麻痺），感覚障害，膀胱直腸障害，歩行障害，有痛性強直性痙攣などであり，病変部位によって異なる．この他，MS に特徴的な症状として，体温上昇にともなって神経症状が悪化し，体温低下によって元に戻るウートフ（Uhthoff）徴候がある．

　これらの症状は，再発と寛解を繰り返しながら慢性的に進行していく．また，上記の症状や症候は単一で見られる場合もあるが，複数の症状が組み合わさって現れる場合もある．NMO の視神経炎は重症で，脊髄炎は横断性のことが多い．また延髄病変による難治性吃逆や嘔吐など脳病変により症状も起こることがある．

臨床検査

　MS に特異的な検査異常はない．よって，行われる検査（血液検査，髄液検査，CT・MRI，脳波・人脳誘発電位）は，診断の補助，病巣部位や広がりの確認，病勢のパラメーターとして利用するなどを目的とすることが多い．

　なお，NMO においては，**AQP4 抗体**が陽性を示す．

診断

❶ MS の診断基準

　MS の診断は，主に臨床的特徴に基づいた MS 診断基準にしたがって行われる．国際的には，2010 年に改訂された McDonald 診断基準が用いられている（**表 1**）．MRI に基づいた診断基準であり，MRI 上の再発をもって早期に診断し，早期に治療を開始することを目指している点が特徴である．本基準に基づく MRI による空間的多発性の証明基準を**表 2**に，MRI による時間的多発性の証明基準を**表 3**に示す．実際には，AQP4 抗体検査を実施し，NMO/NMO 関連疾患を除外した後，McDonald 診断基準を適応する．なお，NMO 診断基準を**表 4**に示す．

Chapter 4　臓器特異的自己免疫疾患

表1　Mcdonald 診断基準（2010 年改訂）

臨床像	診断に必要な追加事項
2 回以上の増悪と 2 個以上の臨床的他覚的病巣（1 回の増悪でも，症歴で増悪を示唆するものがあればよい）	なし*1
2 回以上の増悪と 1 個の臨床的他覚的病巣	MRI による空間的多発性の証明（表 2），または，他の病巣に由来する臨床的増悪
1 回の増悪と 2 個以上の臨床的他覚的病巣	MRI により時間的多発性の証明（表 3），または，2 回目の臨床的増悪
1 回の増悪と 1 個の臨床的他覚的病巣（単一病巣の CIS）	MRI による空間的多発性の証明，または，他の病巣に由来する臨床的増悪，および，MRI による時間的多発性の証明，または，2 回目の臨床的増悪
MS を示唆する進行性の増悪（一次性慢性進行性）	1 年間の進行性の増悪．そして，以下のうちの 2 つ ・特徴的な領域（脳室周囲，皮質直下，テント下）の少なくとも 1 領域に 1 つ以上の T2 病変*2 ・脊髄に 2 つ以上の T2 病変 ・髄液所見陽性*3

＊1：MS と診断するためには，他の疾患を完全に否定し，すべての所見が MS に矛盾しないものでなければならない．
＊2：造影効果の有無は問わない．
＊3：髄液所見陽性とは，等電点電気泳動法によるオリゴクローナルバンドあるいは IgG index 高値をいう．
〈出典：日本神経学会・日本神経免疫学会・日本神経治療学会 監修，「多発性硬化症治療ガイドライン」作成委員会 編，多発性硬化症治療ガイドライン 2010 追補版，p.i，医学書院，2010〉

表2　MRI による空間的多発性の証明（2010 年改訂）

下記のいずれかを満たせば証明される
　・異なる病巣による 2 つの臨床症状
　・MRI において，特徴的な領域（脳室周囲，皮質直下，テント下，脊髄）の 2 領域以上に 1 つ以上の無症候性の T2 病変*1

＊1：造影効果の有無は問わない．
〈出典：日本神経学会・日本神経免疫学会・日本神経治療学会 監修，「多発性硬化症治療ガイドライン」作成委員会 編，多発性硬化症治療ガイドライン 2010 追補版，p.ii，医学書院，2010〉

表3　MRI による時間的多発性の証明（2010 年改訂）

下記のいずれかを満たせば証明される
　・1 か月以上の間隔をおいた 2 つの臨床症状
　・ある時点の MRI と比較して，再検した MRI で新たな T2 病変の確認*1
　・ある時点の MRI で 2 つ以上の T2 病変があり，1 つ以上の造影病変と 1 つ以上の非造影病変

＊1：造影効果の有無は問わない．
〈出典：日本神経学会・日本神経免疫学会・日本神経治療学会 監修，「多発性硬化症治療ガイドライン」作成委員会 編，多発性硬化症治療ガイドライン 2010 追補版，p.ii，医学書院，2010〉

4.1 多発性硬化症

表4 NMO 診断基準（2006 年改訂）

1. 視神経炎
2. 急性脊髄炎
3. 以下の3項目のうち2つを満たす
   a) 3椎体以上の長さを有する脊髄 MRI 病巣
   b) 発症時に脳 MRI 病巣が MS 基準を満たさない
   c) NMO-IgG が末梢血で陽性[*1]

*1：NMO-IgG は，抗 AQP4 抗体と同等と考えられる.
〈出典：日本神経学会・日本神経免疫学会・日本神経治療学会 監修，「多発性硬化症治療ガイドライン」作成委員会 編，多発性硬化症治療ガイドライン 2010 追補版，p.xx，医学書院，2010〉

② MS，CIS の病型分類

MS の初回の急性増悪と考えられる CIS（clinically isolated syndrome）は，MS とは区別されている. また，MS は中枢神経系障害に基づくさまざまな症候が現れ，再発と寛解を繰り返し起こるため，臨床経過に基づいて病型が分類されており，再発寛解型，一次進行型，二次性進行型の3種類に分けられる（表5）.

表5 CIS および MS の分類

病型		特　徴
CIS		・炎症性脱髄性疾患を示唆する，中枢神経病巣を呈する状態が 24 時間以上続く急性の発作（エピソード）で，それ以前には脱髄性疾患を示唆するエピソードがないもの ・MS 以外の疾患が除外され，MS と診断できる時間的な多相性が臨床的にも MRI 上も明らかでないもの
MS	再発寛解型（RR-MS）	・急に症状が現れ，再発と寛解を繰り返す ・初めて MS を発症した方の 80％以上がこの病型を占める ・発症から約 10 年後に 50％が二次進行型 MS に移行する
	一次進行型（PP-MS）	・再発寛解の時期を経ず，初期から病状が徐々に進行する
	二次進行型（SP-MS）	・再発寛解型の後，徐々に症状が進行する

治療

MS の治療目的は，急性増悪期を短縮させ後遺症を軽減させること，RR-MS の再発頻度を減らし再発の程度を軽減させること，進行型 MS の進行を防止すること，後遺症に対する対症療法により障害を軽減させることで，患者が満足のいく社会生活を送れるようにすることである.

薬物療法が中心となるが，副腎皮質ステロイド薬や免疫抑制薬が無効で，急速に悪化する MS や NMO の場合に，必要に応じて，血液浄化療法（アフェレーシス療法）が行われ，また急性期，慢性期を問わずに廃用症候群の予防のために，適度のリハビリテーションも重要となる.

標準的な MS 診断・治療のフローチャートを図1に示す.

Chapter 4 臓器特異的自己免疫疾患

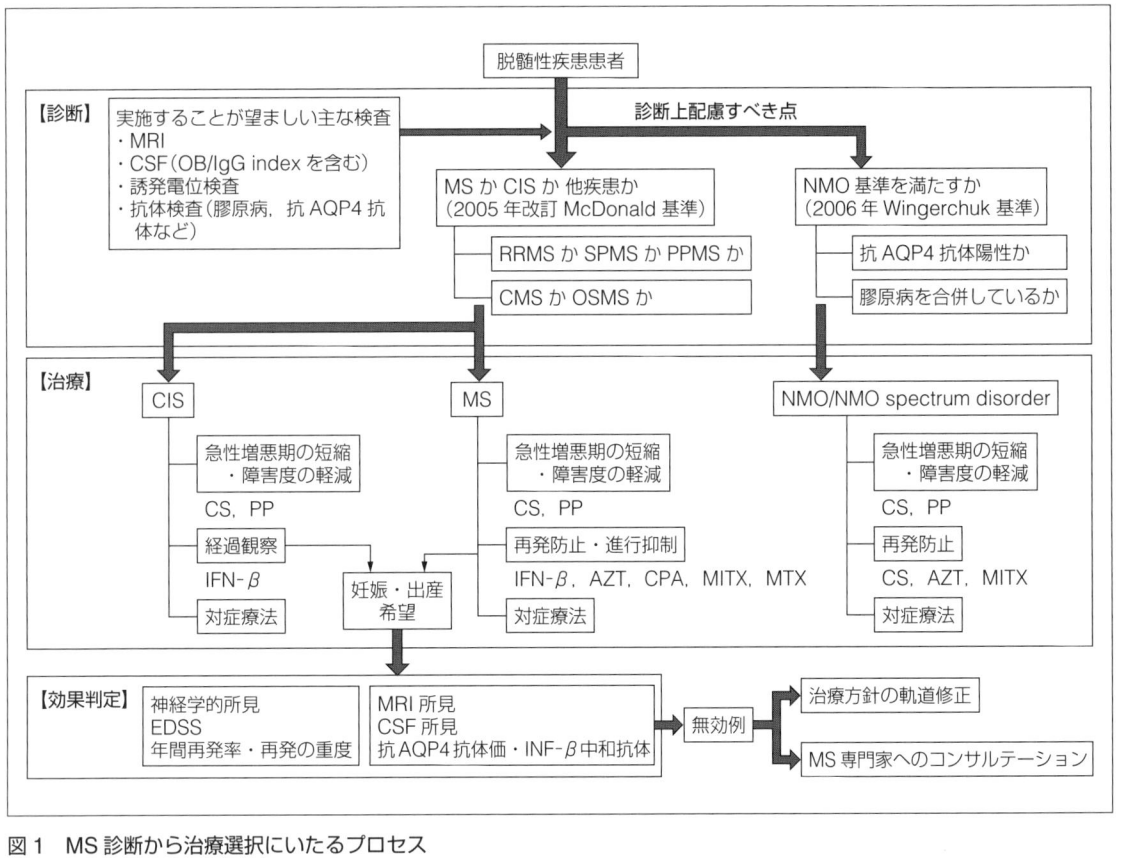

図1 MS 診断から治療選択にいたるプロセス

AQP4 : aquqporin-4（アクアポリン 4）　　　　AZT : azathioprine（アザチオプリン）
CIS : clinicall isolated syndrome　　　　　　CMS : conventional multiple sclerosis（通常型多発性硬化症）
CPA : cyclophosphamide（シクロホスファミド）　　CS : corticosteroid（副腎皮質ステロイド薬）
CSF : cerebrospinal fluid（脳脊髄液）
EDSS : Expanded Disability Status Scale of Kurtzke（Kurtzke 総合障害度スケール）
INF-β : interferon-β（インターフェロンβ）　　MITX : mitoxantrone（ミトキサントロン）
MS : multiple sclerosis（多発性硬化症）　　　MTX : methotrexate（メトトレキサート）
NMO : neuromyelitis optica（視神経脊髄炎）　OSMS : opticospinal multiple sclerosis（視神経脊髄型多発性硬化症）
PP : plasmapheresis（血漿浄化療法）　　　　PPMS : primary progressive multiple sclerosis（一次性進行型多発性硬化症）
RRMS : relapsing-remitting multiple sclerosis（再発寛解型多発性硬化症）
SPMS : secondary progressive multiple sclerosis（二次性進行型多発性硬化症）
〈出典：日本神経学会・日本神経免疫学会・日本神経治療学会 監修,「多発性硬化症治療ガイドライン」作成委員会 編, 多発性硬化症
治療ガイドライン 2010 追補版, p.xv, 医学書院, 2010〉

治療薬

❶ 副腎皮質ステロイド薬

　MS の急性増悪後の短期における機能回復を促進するため, 主に MS の急性
増悪期の治療として投与される. 急性期には, 大量静脈注射するステロイドパ
ルス療法が行われる.

　副腎皮質ステロイド薬の作用や副作用などについては, Chapter 3.1 全身性
エリテマトーデスの治療薬（p.83）を参照.

❷ インターフェロンβ（IFN-β）製剤

IFN-βは最初に承認されたMSの疾患修飾薬である．再発寛解型／二次進行型MSに対して年間再発率の減少，再発時の重症度の低下，脳MRIでの活動性病変の抑制などの効果が国内外の臨床治験により確認されている．なお，視神経脊髄型多発性硬化症（OSMS）に対しては無効もしくは症状を悪化させるとの報告もあるので注意する．

Word▶ OSMS
opticospinal MS

IFN-βの再発予防効果は，血液-脳関門での炎症細胞浸潤の抑制，リンパ節や中枢神経組織内での抗原提示細胞の機能抑制，さらには免疫応答をTh1側からTh2側に変更させる作用（Th2シフト）によりもたらされると推定されている．

現在，わが国ではIFN-β-1bとIFN-β-1aの2製剤がある（表6）．

表6　MSで用いられるIFN-β製剤

医薬品	IFN-β-1b	IFN-β-1a
使用細胞	大腸菌	チャイニーズハムスター
ヒトとの違い	・糖鎖なし ・アミノ酸の種類も異なる	・糖鎖あり ・天然型ヒトIFN-βと同一アミノ酸配列
投与方法	皮下注射	筋肉内注射
用法・用量	・2日に1回 ・1回1mL（800万国際単位） ・添付のバイアルコネクターを用いて1V（960万国際単位）に添付溶解液1.2mLを加え，溶解後に使用	・1週間に1回 ・1回0.5mL（30μg） ・シリンジタイプとペンタイプがあり，そのまま使用可能
副作用	・注射部位に壊死を起こしやすい ・中和抗体が出現しやすい（約40%）	・注射部位の壊死はほとんどなし ・中和抗体（1〜7%）
その他	特定生物由来製品（ヒト血清アルブミン添加）	

投与時の主な副作用として，**インフルエンザ様症状**が挙げられ，継続投与で徐々に軽減するが，投与初期（1〜2週間）は非ステロイド性抗炎症薬（NSAIDs）の予防的投与を行う．また，長期的なものとして注射部位反応が挙げられ，頻回の注射により注射部位が発赤・硬結・疼痛が出現する．

自己注射が基本となるため，適切な自己注射手技の確認など，患者指導が重要となる．その他，気分障害（特にうつ病），肝機能障害，白血球減少などもあり，定期的な受診，採血を行い，状態の確認が必要となる．

❸ 免疫抑制薬

MSとしての保険適用はないが，難治性や薬剤反応性に乏しい症例では免疫抑制薬を選択する場合がある．選択肢としては，アザチオプリン（AZT），シクロホスファミド（CPA），ミトキサントロン（MITX），メトトレキサート（MTX）などが挙げられる．免疫抑制薬の詳細については，Chapter 3.1 全身性エリテマトーデスの治療薬（p.84）を参照．

Chapter 4 臓器特異的自己免疫疾患

④ フィンゴリモド

MS では血中リンパ球が中枢神経内に浸潤して慢性炎症を引き起こすが，これらリンパ球はもともとリンパ節などの二次リンパ組織に存在している．リンパ球細胞膜上の SIP 受容体を介して血管内に移出され，最終的に中枢神経内での炎症に関与するといわれている．フィンゴリモド注1 は，この SIP 受容体に結合することで二次リンパ組織内にリンパ球が留まり，結果として血管内のリンパ球が減少し，中枢神経内での慢性炎症が抑制される．特に，① IFN-β の反応性に乏しい症例，②注射部位反応・インフルエンザ様症状などの IFN-β の副作用で継続できない症例，③ IFN-β に対する中和抗体が確認されている症例において本薬が推奨される．RRMS の再発予防および身体的障害進行抑制の治療効果が認められている．

しかし，短期的には投与後の心拍数の低下やリンパ球の減少，中期的には黄斑浮腫の出現や水痘帯状ヘルペスウイルス感染症の重症化などの副作用があるため注意が必要である．

Word ▶ SIP
sphingosine-1-phosphate

注1：冬虫夏草の一種である Isaria sinclairii 由来の成分をもとにつくられた薬剤（経口薬）である．

⑤ ナタリズマブ

ナタリズマブは，α_4 インテグリンに対するモノクロナール抗体製剤（注射剤）であり，白血球に発現する $\alpha_4\beta_1$ インテグリンと血管内皮細胞に発現する血管細胞接着分子 VCAM-1 との結合を阻害し，白血球の中枢神経系への浸潤を阻害することで MS の病態を抑える．わが国で使用できる MS 再発予防治療の中で最も治療効果が高いとされている．

しかし，免疫抑制状態で起こる JC ウイルスによる進行性多巣性白質脳症（PML）が報告されている．特に，①抗 JC ウイルス抗体陽性，②免疫抑制薬の使用歴，③ナタリズマブの投与が 2 年以上の場合に PML の発症リスクが高まる．

PML 発症の際には，ナタリズマブを速やかに中止し，単純血漿交換療法により血中ナタリズマブを除去するなどの処置を行う．

Word ▶ PML
progressive multifocal leukoencephalopathy

⑥ その他

（1）グラチラマー

グラチラマーは，4 種類のアミノ酸（L-グルタミン酸，L-アラニン，L-チロシン，L-リシン）から構成されるポリペプチドの混合物であり，免疫応答プロセスを調節することで MS の再発を予防する注射薬である．再発寛解型患者において疾患活動性の指標である MRI の T1 ガドリニウム増強病巣数を減少し，MS の再発回数を減少させたことが確認されている．

主な副作用は紅斑などの注射部位反応であり，重大な副作用として注射直後反応（41.3％），注射部位壊死，過敏性反応などが報告されている．

（2）フマル酸ジメチル

フマル酸ジメチル（DMF）は，新しい作用機序を有する経口薬で，DMF およびその活性代謝物が末梢および中枢神経系の細胞・組織において，酸化，炎

Word ▶ DMF
dimethyl fumarate

110

症，生体異物ストレスを軽減する重要な細胞防御機構（Nrf2）経路の活性化を介して抗炎症および神経保護作用を発揮すると考えられている．

主な副作用として，潮紅，悪心などの消化器症状が高率で現れ，重大な副作用としてはリンパ球減少，白血球減少，PML の発症などが報告されている．

Word ▶ Nrf2
nuclear factor（erythroid-derived 2）related factor₂

薬物療法

❶ 急性増悪期

急性増悪期には，なるべく早期にステロイドパルス療法（メチルプレドニゾロン 500～1,000 mg 点滴静注　3～5 日間）を行う．炎症細胞が中枢神経組織へ浸潤することを阻止し，また，リンパ球や単球の機能を全般的に抑制することで，炎症の進行による組織傷害を停止させる目的である．効果が十分でない症例には，同治療を 1～2 クール追加することで効果が得られることもある．

処方例

30 歳女性，多発性硬化症（急性期）
①と②を併用処方する．
①メチルプレドニゾロン注　　1 回 1,000 mg　生理食塩液 100 mL に溶解　1 時間かけて点滴静注　3 日間連続
②ランソプラゾール OD 錠 15 mg　1 回 1 錠（1 日 1 錠）　1 日 1 回　　朝食後

商品名
メチルプレドニゾロン：ソル・メドロール
ランソプラゾール：タケプロン

処方解説◆評価のポイント

■処方目的
処方薬①：症状の改善
処方薬②：消化性潰瘍の予防（①の副作用防止）
■主な禁忌症
処方薬①：生ワクチンまたは弱毒生ワクチン接種，全身性真菌症，腎機能低下および慢性腎不全をともなう重症感染症，急性心筋梗塞の既往
処方薬②：アタザナビル，リルピビリンの投与中
■効果のモニタリングポイント
処方薬①：症状の寛解
処方薬②：消化性潰瘍の発症の抑制
■副作用のモニタリングポイント
処方薬①：感染症，骨粗鬆症，消化性潰瘍，ステロイド糖尿病，脂質異常，B 型肝炎の再燃など
処方薬②：肝機能障害，血球減少，消化器症状（下痢，便秘，口渇，腹部膨満感など），めまいなど

---

❷ 再発予防

MS の確定診断された時点での神経障害の重症度，臨床的再発頻度に関係なく，再発予防治療は必須となる．通常は，IFN-β が第一選択薬となる．その治療が副作用や有効性の点で変更が必要と判断された場合，第二選択薬としてフィンゴリモドやナタリズマブ，さらに第三選択薬として免疫抑制薬，グラチラマー酢酸，フマル酸ジメチルのいずれかを考える．

Chapter 4 臓器特異的自己免疫疾患

処方例

35歳女性，多発性硬化症（再発予防）
①と②を併用処方する．
① IFN-β-1b　1回800万IU　皮下注（自己注射）　隔日
② イブプロフェン錠200 mg　1回1錠　頓用（注射直前または注射数時間後）

商品名
インターフェロンβ-1b：ベタ
　フェロン
イブプロフェン：ブルフェン

処方解説◆評価のポイント

■処方目的
　処方薬①：再発予防
　処方薬②：インフルエンザ様症状の予防・改善
■主な禁忌症
　処方薬①：重度のうつ病または自殺念慮の既往，非代償性肝疾患，自己免疫性肝炎，
　　　　　治療により十分な管理がされていないてんかん，小柴胡湯を投与中，
　　　　　ワクチンなど生物学的製剤に対し過敏症の既往，妊婦または妊娠して
　　　　　いる可能性のある女性
　処方薬②：消化性潰瘍，重篤な血液の異常，重篤な肝障害，重篤な腎障害，重篤
　　　　　な心機能不全，重篤な高血圧症，アスピリン喘息またはその既往，ジ
　　　　　ドブジン投与中，妊娠後期の婦人
■効果のモニタリングポイント
　処方薬①：症状の再発抑制
　処方薬②：インフルエンザ様症状の予防または改善
■副作用のモニタリングポイント
　処方薬①：うつ状態，インフルエンザ様症状，間質性肺炎，注射部位反応，血球
　　　　　減少など
　処方薬②：消化性潰瘍，肝機能障害，腎機能障害，貧血など

❸ 慢性期の神経後遺症

　慢性期のMS患者においては，さまざまな神経後遺症をともなうことがあり，痙性麻痺，しびれ・疼痛，排尿障害などの症状に応じた対症療法が行われる．

服薬指導

❶ 副腎皮質ステロイド薬

〔Chapter 3.1の服薬指導（p.89）を参照〕

❷ IFN-β製剤

・IFN-βを使用する際には，注射部位の発赤・硬結・疼痛が現れることがあるため，毎回，注射部位を変える．
・インフルエンザ様症状（発熱，頭痛，倦怠感，関節や筋肉の痛みなど）が現れることがあるため，高い熱が出た場合は医師または薬剤師に相談する．
・抑うつや自殺企図が現れることがあるため，初期症状（倦怠感，不眠，イライラするなど）に気づいたら，ただちに医師または薬剤師に相談する．

臓器特異的自己免疫疾患

Chapter 4

4.2　特発性血小板減少性紫斑病

学習のポイント

主な臨床症状

皮下出血（点状出血または紫斑），歯肉出血，鼻出血，下血，血尿，頭蓋内出血など

主な臨床検査値

血小板減少（10万/μL未満）

主な治療薬

① ヘリコバクター・ピロリ（*H.pylori*）除菌療法
PPI〈ランソプラゾールなど〉＋抗菌薬〈クラリスロマイシン＋アモキシシリン〉の3剤併用療法

② 副腎皮質ステロイド薬〈プレドニゾロン，メチルプレドニゾロン〉

③ TPO受容体作動薬〈エルトロンボパグ，ロミプロスチム〉

④ その他〈リツキシマブ〉

免疫疾患編

概要

特発性血小板減少性紫斑病（idiopathic thrombocytopenic purpura：ITP）は，血小板膜タンパク質に対する自己抗体が現れ，血小板に結合する結果，主として脾臓における網内系細胞での血小板の破壊が亢進し，血小板減少をきたす自己免疫性疾患である．

さまざまな出血症状を起こし，通常，赤血球，白血球系は正常であり，骨髄での巨核球産生能の低下もみられない．血小板減少とは血小板数10万/μL未満を指すが，一般的には出血傾向が明らかになるのは，血小板数5万/μL以下である．しかし，血小板数5万/μL以下でも出血症状がみられない場合もあるため，注意深く経過を観察していく必要がある．

近年，ITPでは血小板破壊亢進のみならず，血小板産生も抑制されていることが明らかにされている．血小板自己抗体が骨髄巨核球にも結合し，血小板の産生障害を引き起こしていると考えられている．病因は不明であり，抗体産生機序は明らかにされていない．わが国では，ITPに*H.pylori*陽性の頻度が高く，かつ除菌療法の有効性が高いこともあり，2010年6月よりITPに対して*H.pylori*除菌が保険適用となっている．

ITPは，6か月以内に治癒する**急性型**と，6か月以上続く**慢性型**に分類され，それぞれ病型の特徴を**表1**に示す．本章では，慢性型ITP（成人ITP）を中心に解説する．

Word TPO
トロンボポエチン
thrombopoietin

Word *H.pylori*
Helicobacter pylori

Word PPI
プロトンポンプ阻害薬
proton pump inhibitor

113

Chapter 4　臓器特異的自己免疫疾患

表1　ITP の特徴

	急性型	慢性型
好発年齢	1〜4 歳	20〜40 歳 （60〜80 歳にもピーク）
男女比	1：1	1：2〜4 （高齢者では性差なし）
発症時期	急性発症	徐々に発症 （不明の場合が多い）
先行事象	ウイルス感染，予防接種	なし
出血症状	強い	無症状の場合あり
経　過	6 か月以内に寛解	6 か月以上で慢性化

● 疫学 ●

　2013 年度医療受給者証保持者数より，わが国の ITP 推定患者総数は約 25,000 人である．男女比および発症時期は表 1 の通りである．

臨床症状

　臨床症状は，紫斑を主体として皮膚や粘膜における種々の出血症状であり，主として皮下出血（点状出血または紫斑）を認める．歯肉出血，鼻出血，下血，血尿，頭蓋内出血なども起こり得る．これらの出血症状は何ら誘因がなく起こることが多く，軽微な外力によって出血しやすい．

　一般的に出血傾向が明らかになるのは，血小板数 5 万/μL 以下で，血小板数によって出血傾向の頻度が異なる（表 2）．なお，加齢と共に出血傾向の頻度が増す．

表2　血小板数と出血傾向

血小板数	症状など
5 万/μL 以上	・無症状のことが多い
3 万〜5 万/μL	・機械的刺激による出血症状が多い ・自然出血の頻度は少ない
1 万〜3 万/μL	・自然出血の頻度が高くなる ・月経過多，外傷による出血は止血しにくくなる
1 万/μL 以下	・鼻出血，消化管出血，性器，尿路出血など粘膜出血が生じやすくなる ・脳出血なども起こる

Word▶ APTT
活性化部分トロンボプラスチン時間
activated partial thromboplastin time

臨床検査

　血小板減少の基準は 10 万/μL 未満であり，白血球数や白血球分類には特に異常を認めない．血液凝固検査（APTT，PT，D-ダイマーなど）は正常である．

　特異的な免疫学的診断に乏しく，この中で用いられている血小板関連 IgG（PA-IgG）の感度はよいが，特異性に問題があり，診断的意義は少ないとされる．

Word▶ PT（PT-INR）
プロトンビン時間
prothombin time

Word▶ PA-IgG
血小板結合性免疫グロブリン G
platelet-associatedIgG

診断

❶ 診断基準

　ITP の診断は，1990 年に改訂された旧厚生省の特定疾患特発性造血障害調査研究班が作成した診断基準にしたがって行われる（**表 3**）．この診断基準の中には，PA-IgG の上昇という項目が含まれており，保険適用も認められているが，特異性に問題がある．

表 3　ITP の診断基準（1990 年改訂）

> 1. 自覚症状・理学的所見
>   出血症状がある．
>   出血症状は紫斑（点状出血および斑状出血）が主で，歯肉出血，鼻出血，下血，血尿，月経過多なども見られる．関節出血は通常認めない．出血症状は自覚していないが血小板減少を指摘され，受診することもある．
> 2. 検査所見
>   1）末梢血液
>   ① 血小板減少
>   10 万/μL 以下．自動血球計数のときは偽血小板減少に留意する．
>   ② 赤血球および白血球は数，形態ともに正常，ときに失血性または鉄欠乏性貧血をともない，軽度の白血球増減をきたすことがある．
>   2）骨髄
>   ① 骨髄巨核球数は正常ないし増加
>   巨核球は血小板付着像を欠くものが多い．
>   ② 赤血球および顆粒球の両系統は数量，形態ともに正常
>   顆粒球/赤芽球比（M/E 比）は正常で，全体として正形成を呈する．
>   3）免疫学的検査
>   血小板結合性免疫グロブリン G（PAIgG）増量，ときに増量を認めないことがあり，他方，本症以外の血小板減少においても増量を示しうる．
> 3. 血小板減少をきたしうる各種疾患＊を否定できる．
> 4. 1. および 2. の特徴を備え，さらに 3. の条件を満たせば特発性血小板減少性紫斑病の診断をくだす．除外診断に当たっては，血小板寿命の短縮が参考になることがある．
> 5. 病型鑑別の基準
>   ① 急性型：推定発病または診断から 6 か月以内に治癒した場合
>   ② 慢性型：推定発病または診断から経過が 6 か月以上遷延する場合
>   小児においては，ウイルス感染症が先行し発症が急激であれば急性型のことが多い．
> ＊血小板減少をきたす他の疾患
>   薬剤または放射線障害，再生不良性貧血，骨髄異形成症候群，発作性夜間血色素尿症，全身性エリテマトーデス，白血病，悪性リンパ腫，骨髄癌転移，播種性血管内凝固症候群，血栓性血小板減少性紫斑病，脾機能亢進症，巨赤芽球性貧血，敗血症，結核症，サルコイドーシス，血管腫などがある．
>   感染症については，特に小児のウイルス性感染症やウイルス生ワクチン接種後に生じた血小板減少は特発性血小板減少性紫斑病に含める．先天性血小板減少症としては，Bernard-Soulier 症候群，Wiskott-Aldrich 症候群，May-Hegglin 症候群，Kasabach-Merritt 症候群などがある．

〈出典：難病情報センター ホームページ，2018 年 1 月現在〉

❷ 重症度分類

　参考として，公費負担対象の判定のための重症度分類を記載する（**表 4**）．Stage Ⅱ 以上が公費負担の対象となる．

Chapter 4 臓器特異的自己免疫疾患

表4 ITP の重症度分類

血小板数（×10⁴/μL）	臨床症状			
	無症状	皮下出血*1	粘膜出血*2	重症出血*3
5≦　　<10	Ⅰ	Ⅰ	Ⅱ	Ⅳ
2≦　　<5	Ⅱ	Ⅲ	Ⅳ	Ⅴ
<2	Ⅲ	Ⅳ	Ⅳ	Ⅴ

*1：点状出血，紫斑，斑状出血
*2：歯肉出血，鼻出血，下血，血尿，月経過多など
*3：生命を脅かす危険のある脳出血や重症消化管出血など

〈重症度区分〉
　Ⅰ：経過観察のみ，Ⅱ：外来治療のみ，Ⅲ：外来治療・要注意，
　Ⅳ：入院治療，Ⅴ：入院・集中管理
〈出典：難病情報センター ホームページ，2018 年 1 月現在〉

治療

　ITP の治療は，その病態から大きく 3 種類の方法が挙げられる．① 抗血小板抗体の産生抑制，② 抗血小板抗体が結合した血小板の貪食部位の除去あるいは貪食能の抑制，③ 血小板産生能低下の改善である．①に該当するのが**副腎皮質ステロイド療法**，②の前者に該当するのが**脾臓摘出（脾摘）療法**，②の後者に該当するのが副腎皮質ステロイド療法と**グロブリン大量療法**，③に該当するのが **TPO 受容体作動薬**である．

　2012 年に ITP 治療の参照ガイドが発表され，そこに記載されている治療アルゴリズムにしたがって治療を行うことになる（図1）．

Word *H.pylori*
ヘリコバクター・ピロリ
Helicobacter pylori

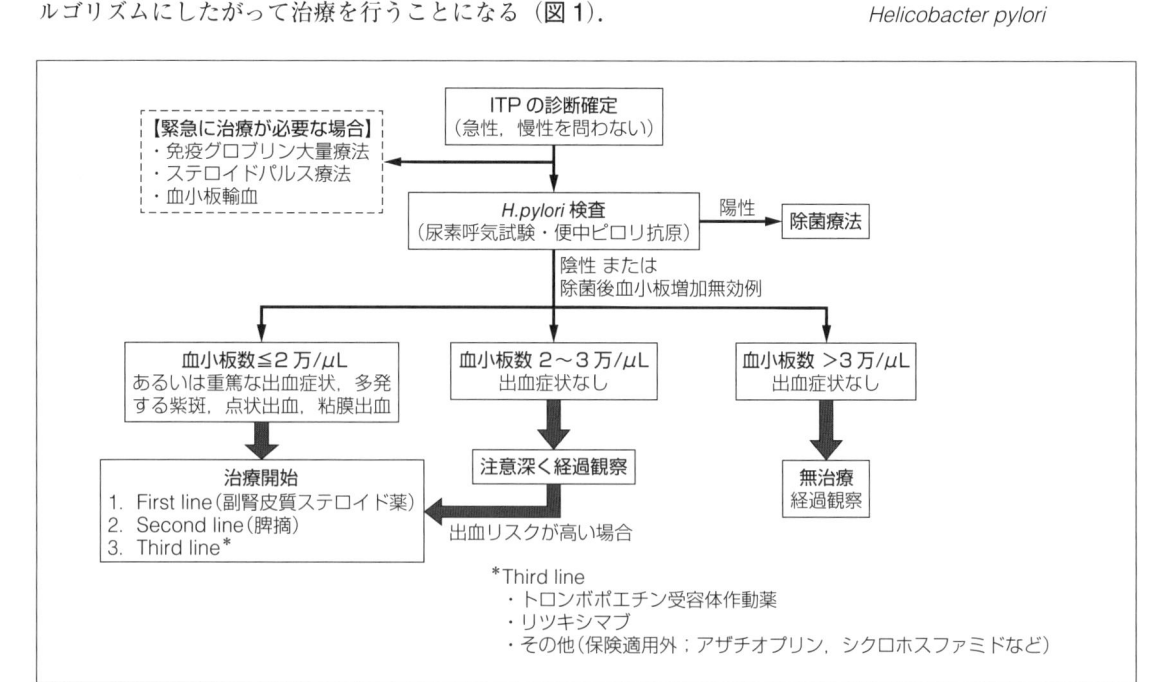

図1　ITP 治療アルゴリズム
〈出典：野村武夫．特発性血小板減少性紫斑病診断・治療の手引き．厚生省特定疾患特発性造血障害調査研究班（班長野村武夫）．昭和 63 年度研究業績報告書．1989; 付表 3: 38-60〉

4.2 特発性血小板減少性紫斑病

わが国では，ITP 発症患者における *H.pylori* の保有率が高い（性差はないが，加齢にともない陽性率が高くなり，中高年層の ITP 患者の 70％以上が陽性）．一方で，除菌の有効率も高いことから，緊急治療を必要としない ITP 症例では血小板数に関わらず治療前に，*H.pylori* 検査（尿素呼気試験または便中ピロリ抗原）を行い，陽性の場合にはまず除菌療法を行うことが推奨されている．

H.pylori 陰性または除菌療法無効症例においては，血小板数が 2 万/μL 以下または重篤な出血症状，多発する紫斑，点状出血，粘膜出血を認める場合に初めて治療を開始する．First line（第一選択）治療としては，副腎皮質ステロイド療法，Second line（第二選択）治療としては脾臓摘出療法，Third line（第三選択）治療としては TPO 受容体作動薬やリツキシマブの投与を検討する．

治療薬

❶ 副腎皮質ステロイド薬

副腎皮質ステロイド薬は網内系における血小板の貪食や血小板自己抗体の産生を抑制する．

副腎皮質ステロイド薬の詳細については，Chapter 3.1 全身性エリテマトーデスの治療薬（p.83）を参照．

❷ TPO 受容体作動薬

巨核球・血小板産生刺激因子である TPO 受容体に結合し，巨核球の成熟を促進し血小板産生を亢進させる．用量依存的に血小板増加作用を示し，一定用量の投与により 5〜7 日目から血小板が増加し始め，12〜16 日目くらいから最大の血小板数となる．継続使用により血小板数の増加効果が維持することができる．現在，2 種類の薬剤があり，表 5 に特徴を示す．なお，この薬剤は作用機序から ITP を治癒させる根本治療ではなく，出血症状をコントロールすることに主眼を置いた薬剤といえる．

表5 TPO 受容体作動薬

医薬品	エルトロンボパグ	ロミプロスチム
投与方法	経口	皮下注射
用法・用量	初回 1 回 12.5 mg 1 日 1 回　空腹時 （1 日最大 50mg）	初回 1 回 1〜10 μg/kg 週 1 回　皮下注射 （週 1 回最大 10 μg/kg）
主な副作用	肝機能障害，血栓塞栓症，疲労，頭痛など	血栓症・血栓塞栓症，骨髄レチクリン増生，頭痛，胃腸障害，関節痛など
その他	制酸薬や多価陽イオンを含む製剤，乳酸品などとの相互作用に注意	自己注射は認められていない

Chapter 4　臓器特異的自己免疫疾患

❸ その他

　リツキシマブは CD20 陽性 B リンパ球に対するヒトマウスキメラ抗体で，主として B 細胞を障害し，抗体産生を低下させることから，Third line（第三選択）治療として使用される．

薬物療法

❶ *H.pylori* 菌陽性 ITP に対する除菌治療

　ITP の急性・慢性を問わず，*H.pylori* の検査を行い，陽性の場合には通常の 3 剤併用（PPI，クラリスロマイシン，アモキシシリン）の除菌療法を行う．詳細は，『病気と薬物療法　消化器疾患』Chapter 10.2　ヘリコバクター・ピロリ感染症（p.78〜82）を参照．

❷ *H.pylori* 陰性，あるいは除菌療法無効症例に対する治療

　血小板数と出血を主体とする臨床症状から治療の必要性を選択する．

（1）First line（第一選択）治療

　プレドニゾロン 0.5〜1 mg/kg/ 日で開始するのが標準で，4〜6 週間後から漸減する．維持量はプレドニゾロンで 5〜10 mg/ 日が目安であるが，経過がよければさらに減量する．維持療法中あるいは治療中止後に出血傾向や症状が増悪する場合には，副腎皮質ステロイド薬の増量や再投与，緊急時の治療を行う．

処方例

40 歳女性，ITP（*H.pylori* 陰性）
①と②を併用処方する．
①プレドニゾロン錠 5 mg　1 日 6 錠（朝 4 錠，昼 2 錠）　1 日 2 回　朝夕食後
②ランソプラゾール OD 錠 15 mg　1 回 1 錠（1 日 1 錠）　1 日 1 回　朝食後

商品名
プレドニゾロン：プレドニン
ランソプラゾール：タケプロン

処方解説◆評価のポイント

■処方目的
　処方薬①：血小板数の増加
　処方薬②：消化性潰瘍の予防（①の副作用防止）
■主な禁忌症
　処方薬①：全身性真菌症，消化性潰瘍，精神病，結核性疾患，単純疱疹性角膜炎，後嚢白内障，緑内障，高血圧症，電解質異常，血栓症，手術直後，急性心筋梗塞の既往
　処方薬②：アタザナビル，リルピビリンの投与中
■効果のモニタリングポイント
　処方薬①：血小板数の増加
　処方薬②：消化性潰瘍の発症の抑制
■副作用のモニタリングポイント
　処方薬①：感染症，骨粗鬆症，消化性潰瘍，ステロイド糖尿病，脂質異常，B 型肝炎の再燃など

4.2 特発性血小板減少性紫斑病

> 処方薬②：肝機能障害，血球減少，消化器症状（下痢，便秘，口渇，腹部膨満感など），めまいなど

（2）Second line（第二選択）治療

副腎皮質ステロイド療法に対して，無効ないし維持量で血小板数3万/μL 未満，副腎皮質ステロイド薬による副作用により継続できないなどの場合，脾臓摘出を行う．脾臓は網内系細胞であり，血小板の破壊が主な ITP の発症機序であることを考えれば，脾摘が有効であることが理解できる．

（3）Third line（第三選択）治療

First line（第一選択）および Second line（第二選択）治療が無効，脾臓摘出が困難な症例など難治性 ITP においては，保険適用のある TPO 受容体作動薬の使用を考慮する．

また，リッキシマブや，保険適用外となるが，ダナゾール，アザチオプリン・シクロホスファミドの免疫抑制薬の使用，ビンカアルカロイド緩速点滴静注療法，デキサメタゾン大量療法，ステロイドパルス療法（メチルプレドニゾロン），シクロスポリン療法などが行われる．

免疫疾患編

処方例

50歳女性，難治性 ITP
エルトロンボパグ錠 12.5 mg　1回1錠（1日1錠）　1日1回　空腹時（食事前後2時間あけて）

商品名
エルトロンボパグ：レボレード

処方解説◆評価のポイント

■処方目的
　血小板数の増加
■主な禁忌症
　特になし
■効果のモニタリングポイント
　血小板数の増加
■副作用のモニタリングポイント
　肝機能障害，血栓塞栓症，出血，疲労，頭痛，消化器症状（悪心など）など

❸ 緊急時あるいは外科的処置などに対する治療

血小板数1万/μL 以下で粘膜出血をともなう場合や，主要臓器内への出血や血小板数5万/μL 以下の手術時には，一時的に血小板数を増加させる必要がある．その場合，血小板輸血（1回当たり 10～20 単位）や免疫グロブリン大量療法（完全分子型免疫グロブリン 400 mg/kg/日の点滴静注，5日間連続），ステロイドパルス療法（メチルプレドニゾロン 1回 1,000 mg 点滴静注，3日間連続，以後プレドニゾロン療法）が行われる．

119

服薬指導

- 自己判断で服用薬剤を中断しないようにする.
- 解熱鎮痛薬の使用は血小板減少につながる場合があるため,医師や薬剤師に相談すること.
- エルトロンボパグを使用する際には,乳製品など食物との相互作用もあるため,注意する.
- 副腎皮質ステロイド薬については,Chapter 3.1 の服薬指導(p.89)を参照

Chapter 4 臓器特異的自己免疫疾患

4.3 シェーグレン症候群

学習のポイント

主な臨床症状

1 腺症状

眼乾燥，口腔内乾燥，唾液腺腫脹，耳下腺腫脹，涙腺腫脹

2 腺外症状

全身症状（微熱，倦怠感），関節炎・筋肉痛，環状紅斑，慢性気管支炎，萎縮性胃炎，肝障害，腎障害，末梢神経障害，レイノー現象など

主な臨床検査値

抗 SS-A/Ro 抗体，抗 SS-B/La 抗体，抗核抗体，リウマトイド因子の陽性

主な治療薬

1 ドライアイ治療薬〈ジクアホソル，レバミピド，ヒアルロン酸，人工涙液〉

2 口腔内乾燥改善薬〈セビメリン，ピロカルピン，人工唾液〉

3 副腎皮質ステロイド薬〈プレドニゾロン〉

概要

シェーグレン症候群（Sjögren's syndrome：SS）とは，唾液腺炎と涙腺炎を主体とし，多彩な自己抗体（抗核抗体，リウマトイド因子，抗 SS-A/SS-B 抗体など）の出現を認める自己免疫疾患である.

SS は，合併症の有無，病変が及ぶ部位や臓器などによって**表1**のように分類される.

表1 シェーグレン症候群の分類

分類		特徴
一次性*	腺型	病変が涙腺，唾液腺に限局
	腺外型	病変が肺・腎臓・肝臓・膵臓・皮膚・血液・末梢神経など全身臓器に及ぶ
二次性		関節リウマチや全身性エリテマトーデス，強皮症，多発性筋炎などの自己免疫疾患を合併する

＊一次性：他の自己免疫疾患との合併を認めない

病態としては，唾液腺や涙腺といった腺組織へのリンパ球浸潤にあるとされている. まず，腺組織に浸潤したリンパ球により活性化された上皮細胞が細胞死（アポトーシス）を増加させる. このアポトーシス細胞表面に発現した**抗 SS-A/Ro 抗体や抗 SS-B/La 抗体**が亢進することによりさらに自己免疫反応が活性化され，腺細胞の破壊がさらに進行すると考えられている.

病因として，HLA をはじめとした遺伝的背景に加え，女性ホルモンの関与，ヒト T 細胞型白血病ウイルス I 型や C 型肝炎ウイルスなどのウイルス感染といった環境要因が考えられているが，明らかにはなっていない.

Word ▶ HLA
ヒト白血球抗原
human leukocyte antigen

Chapter 4　臓器特異的自己免疫疾患

● 疫学 ●

　2010 年の厚生省特定疾患自己免疫疾患調査研究班の検討では，SS の有病率は人口10 万人当たり約 55 人と報告されていることから，わが国における患者数は約 66,000人と考えられるが，潜在患者数はその数倍の 10 万〜30 万人とみられている．男女比は 1：14 と女性に多く，発症年齢は 40 〜 60 歳代が多い．

臨床症状

　シェーグレン症候群の症状には大きく分けて，乾燥症状である腺症状と他の臓器障害である腺外症状の 2 つがある．一次性 SS において，腺型では，腺症状のみが認められ，腺外型では，腺外症状のみが認められる．一方，二次性SS では両方の症状が認められる．

❶ 腺症状

（1）眼乾燥（乾燥角結膜炎）

　約 60 〜70％で出現し，眼が乾く，眼の異物感，角膜・結膜に傷がつきやすいなどの症状が多い．

（2）口腔乾燥

　約 70 〜90％で出現し，口内の渇き，乾燥物の嚥下困難，味覚変化などの症状が見られる．

（3）唾液腺腫脹，耳下腺腫脹，涙腺腫脹

　約 30％で唾液腺腫脹がみられ，耳下腺腫脹は両側性，無痛性であることが多いが急性の場合には疼痛と腫脹，発熱をともなうことがある．

（4）その他の乾燥症

　約 26％で外陰部乾燥，約 55％で皮膚乾燥による掻痒感を認めるとの報告もある．

❷ 腺外症状

（1）全身症状

　約 50％で易疲労感が自覚され，10 〜30％で 37 度台の発熱が認められ，発汗異常も認められる．

（2）関節炎・骨格筋症状

　約 30 〜60％で移動性，多発性の非びらん性関節炎を認める．約 20％で筋痛，筋力低下，筋脱力感などが見られる．

（3）皮膚症状

　約 20％に特異的な環状紅斑を認め，顔面，上肢，背部に好発する．約 15％で高 γ-グロブリン血症をともなう紫斑，下肢の網状皮斑や点状出血が認められる．

（4）呼吸器症状

　約 40 〜70％に何らかの呼吸器病変がみられ，気道粘膜，気管支腺の萎縮による気道乾燥や気道過敏症などにより，乾性咳嗽，慢性気管支炎，嗄声など，

場合によっては間質性肺炎も見られる.

(5) 消化器症状

約50%で胃液分泌低下により萎縮性胃炎を認める.唾液腺分泌低下による嚥下障害や胸やけなどの逆流性食道炎症状も見られる.

(6) 肝障害・膵病変

約6〜16%に肝障害が見られる.原発性胆汁性肝硬変が5%前後に認められ,原発性胆汁性肝硬変の70%程度にSSが認められる.

(7) 腎障害

約25%で尿所見異常,腎機能障害を認め,約15%に腎間質へのリンパ球浸潤により間質性腎炎を認める.約5%に遠位尿細管性アシドーシスをきたし,低カリウム血症による四肢脱力やイレウスを起こすことがある.

(8) 神経障害

約10〜20%に末梢神経障害が認められ,感覚失調性ニューロパチー,有痛性感覚性ニューロパチー,多発性単神経炎,三叉神経炎の頻度が高い.

(9) 血管系

約30%にレイノー現象が観察される.

(10) 血液疾患

骨髄障害にともない,約30〜60%に貧血,リンパ球優位の白血球減少,約10%に血小板減少を認める.多クローン性の高γ-グロブリン血症が約60〜80%に,クリオグロブリン血症が約5〜10%に認められる.さらに,悪性リンパ腫の発生頻度も健常者よりも高く,約5%に発症するとの報告もある.

臨床検査

❶ 血液検査

白血球減少,血小板減少,赤沈亢進,高γ-グロブリン血症を認めることがある.また,クリオグロブリン血症も5〜10%と比較的高率で検出される.

❷ 抗体検査

抗核抗体は80〜90%の患者で陽性となり,抗SS-A/Ro抗体は一次性SSの約50〜70%の患者,抗SS-B/La抗体は約20〜35%に認められ,抗SS-B/La抗体は一次性SSに特異性が高い.リウマトイド因子は関節リウマチをともなわないSSでも約70%の患者で陽性を示し,かなり高値を示すことが多い.

診断

❶ 診断基準

SSの診断は,表1に示す1999年に作成された厚生省改訂診断基準にしたがって行われる.海外では,2002年の米国・ヨーロッパ分類(AECG)基準,2012年の米国リウマチ学会主導のシェーグレン国際登録ネットワーク診断基

Word▶AECG
American-European
Consensus Group

Chapter 4　臓器特異的自己免疫疾患

準（SICCA）が用いられているが，国際的評価としては3つの基準間で大きな差はなく，どの診断基準が妥当かとのコンセンサスは得られていないが，感度，特異性ともに優れているとの報告から，わが国では厚生省改訂診断基準が用いられている.

> **Word** SICCA
> Sjögren's International Collaborative Clinical Allians

表1　シェーグレン症候群の診断基準（1999年改訂）

1. 生検病理組織検査で次のいずれかの陽性所見を認めること
   A）口唇腺組織でリンパ球浸潤が4 mm² 当たり1 focus（導管周囲に50個以上のリンパ球浸潤）以上
   B）涙腺組織でリンパ球浸潤が4 mm² 当たり1 focus 以上
2. 口腔検査で次のいずれかの陽性所見を認めること
   A）唾液腺造影で stageⅠ（直径1 mm 以下の小点状陰影）以上の異常所見
   B）唾液分泌量低下（ガムテスト10分間で10 mL 以下，またはサクソンテスト2分間2 g以下）があり，かつ唾液腺シンチグラフィーにて機能低下の所見
3. 眼科検査で次のいずれかの陽性所見を認めること
   A）シルマー試験で5 mm/5 分以下で，かつローズベンガルテストでスコア（van Bijsterveld score）3以上
   B）シルマー試験で5 mm/5 分以下で，かつ蛍光色素（フルオレセイン）試験で陽性
4. 血清検査で次のいずれかの陽性所見を認めること
   A）抗 SS-A/Ro 抗体陽性
   B）抗 SS-B/La 抗体陽性
以上1，2，3，4のいずれか2項目が陽性であればシェーグレン症候群と診断する

〈出典：難病情報センターホームページ，2018年1月現在〉

❷ 活動性指標（ESSDAI）

SS の多彩な全身症状の疾患活動性指標として，医師による全身症状評価の

> **Word** ESSDAI
> EULAR Sjögren's Syndrome Disease Activity Index

表2　シェーグレン症候群の活動性指標（ESSDAI）

領域	重み（係数）	活動性	点数（計数×活動性）
1. 健康状態	3	無0□　低1□　中2□	
2. リンパ節腫脹	4	無0□　低1□　中2□　高3□	
3. 腺症状	2	無0□　低1□　中2□	
4. 関節症状	2	無0□　低1□　中2□　高3□	
5. 皮膚症状	3	無0□　低1□　中2□　高3□	
6. 肺病変	5	無0□　低1□　中2□　高3□	
7. 腎病変	5	無0□　低1□　中2□　高3□	
8. 筋症状	6	無0□　低1□　中2□　高3□	
9. 末梢神経障害	5	無0□　低1□　中2□　高3□	
10. 中枢神経障害	5	無0□　低1□　　　　　高3□	
11. 血液障害	2	無0□　低1□　中2□　高3□	
12. 生物学的所見	1	無0□　低1□　中2□	
ESSDAI（合計）			

ESSDAI：EULAR Sjögren's Syndrome Disease Activity Index
EULAR：The European League Against Rheumatism
〈出典：難病情報センターホームページ，2018年1月現在〉

ための活動性指標である ESSDAI と，質問表形式で患者の自覚症状を評価する ESSPRI が作成されているが，わが国では ESSDAI が指定難病の重症度基準としても採用しており，5 点以上が医療費助成の対象となっている（表2）.

Word▶ESSPRI
EULAR Sjögren's Syndrome Patient Reported Index

治療

SS に対する根本的な治療法はない．治療方針の決定には，一次性 SS か二次性 SS か，さらに一次性 SS の場合，腺型なのか腺外型なのかの診断が重要となる.

一次性 SS のうち，腺型の場合，口腔・眼乾燥症状などに対して対症療法が中心となる.

一方，一次性 SS の腺外型では，全身症状や重要臓器の障害の程度により，NSAIDs や副腎皮質ステロイド薬，免疫抑制薬を使用する.

二次性 SS の場合，合併する他の自己免疫疾患や臓器障害の治療が優先される.

治療薬

❶ 眼乾燥（ドライアイ）治療薬

涙の分泌を促進する，涙を補充することを目的としている.

（1）ジクアホソル

涙の分泌促進には，結膜上皮および杯細胞膜上の P2Y2 受容体に作用し，細胞内のカルシウム濃度を上昇させることにより，水分およびムチンの分泌を促進させる.

（2）レバミピド

角膜上皮細胞のムチン遺伝子発現を亢進し，細胞内および培養上清中のムチン量を増加させる.

（3）ヒアルロン酸

フィブロネクチンと結合し，その作用を介して上皮細胞の接着，伸展を促進したり，その分子内に多数の水分子を保持することによって優れた保水性を示す.

（4）人工涙液

涙の補充には，**人工涙液**が用いられる．点眼薬の多くは防腐剤が入っているため，一日に何回も点眼すると角膜障害が起きる可能性があるため，近年では防腐剤を含まないディスポーザブルタイプの点眼薬もある.

❷ 口腔乾燥症状改善薬

唾液分泌促進，唾液の補充を目的としている.

（1）セビメリン

唾液の分泌促進には，唾液腺に存在するムスカリン受容体に作用し，細胞内

Chapter 4 臓器特異的自己免疫疾患

情報伝達系のイノシトールリン脂質代謝回転を濃度依存的に促進させることにより，唾液分泌を促進する．

(2) ピロカルピン

唾液腺腺房細胞のムスカリン受容体を刺激して，細胞内カルシウムを増加させ，腺腔内への水および顆粒タンパク質の分泌を亢進することにより，唾液分泌を促進する．

唾液の補充には，人工唾液が用いられる．

セビメリンとピロカルピンにおいては，消化器症状や発汗などの副作用があるため，少量より開始し，副作用を確認しながら使用することが望ましい．

③ 副腎皮質ステロイド薬

活動性の間質性肺炎，間質性腎炎，神経障害などの重要臓器障害などでは，中等度以上の副腎皮質ステロイド薬（プレドニゾロン換算 30～60 mg/日）を使用する．

副腎皮質ステロイド薬の副作用などについては，Chapter 3.1 全身性エリテマトーデスの治療薬（p.83）を参照．

薬物療法

① 腺症状に対する治療薬

(1) 眼乾燥（ドライアイ）

対症療法が基本となるため，涙の分泌促進を期待し，粘液分泌を増やすジクアホソルナトリウム点眼薬や，水分保持効果のあるヒアルロン酸点眼薬，角膜上皮細胞の修復や粘液産生する細胞を増加させるレバミピド点眼薬を使用する．さらに，涙補充を目的に，人工涙液を使用する．

(2) 口腔乾燥

眼乾燥に対する治療と同様，対症療法が基本となる．唾液分泌を期待し，副交感神経刺激薬（コリン作動薬）であるセビメリンや，非選択的ムスカリン受容体刺激薬であるピロカルピンを使用する．さらに，唾液補充を目的に，人工唾液を使用する．一方，口腔内乾燥作用をもつ薬剤（抗うつ薬，抗パーキンソン薬など）の使用は SS の口腔乾燥症状の悪化を招くため，使用にあたっては注意が必要である．

処方例

45 歳女性，シェーグレン症候群（眼症状，口腔乾燥症状）
①と②を併用処方する．
①ジクアホソルナトリウム点眼液 3% 1 回 1 滴 1 日 6 回 点眼
②セビメリン塩酸塩水和物カプセル 30 mg 1 回 1 カプセル（1 日 3 カプセル）
　1 日 3 回 朝昼夕食後

商品名
ジクアホソル：ジクアス
セビメリン：エボザック

126

4.3 シェーグレン症候群

処方解説◆評価のポイント

■処方目的
　処方薬①：涙の分泌促進
　処方薬②：唾液の分泌促進
■主な禁忌症
　処方薬②：重篤な虚血性心疾患，気管支喘息および慢性閉塞性肺疾患，消化管お
　　　　　　よび膀胱頸部の閉塞，てんかん，パーキンソニズムまたはパーキンソ
　　　　　　ン病，虹彩炎
■効果のモニタリングポイント
　処方薬①：眼乾燥（ドライアイ）の改善
　処方薬②：口腔内乾燥の改善
■副作用のモニタリングポイント
　処方薬①：眼刺激感，眼脂，眼痛など
　処方薬②：嘔吐や腹痛などの消化器症状，多汗，頭痛など

❷ 腺外症状に対する治療

　比較的軽度の全身症状（発熱，関節痛）に対しては，まず NSAIDs で対応するが，効果不十分の場合には少量（プレドニゾロン換算 5～15 mg/日）の副腎皮質ステロイド薬を使用する．進行性の間質性肺炎，間質性腎炎，神経障害などの重要臓器障害などでは，中等度以上の副腎皮質ステロイド薬（プレドニゾロン換算 30～60 mg/日）や免疫抑制薬を使用する．

処方例

50 歳女性，シェーグレン症候群（活動性の高い腺外症状）
　プレドニゾロン錠 5mg　1 日 6 錠（朝 4 錠，昼 2 錠）　1 日 2 回　朝昼食後

商品名
プレドニゾロン：プレドニン

処方解説◆評価のポイント

■処方目的
　症状の改善
■主な禁忌症
　全身性真菌症，消化性潰瘍，精神病，結核性疾患，単純疱疹性角膜炎，後嚢白内障，
　緑内障，高血圧症，電解質異常，血栓症，手術直後，急性心筋梗塞の既往
■効果のモニタリングポイント
　症状の寛解（改善）
■副作用のモニタリングポイント
　易感染性，骨粗鬆症，消化性潰瘍，ステロイド糖尿病，脂質異常，B 型肝炎の再
　燃など

服薬指導

❶ 副腎皮質ステロイド薬

〔Chapter 3.1 の服薬指導（p.89）を参照〕

免疫疾患編

127

Chapter 4 臓器特異的自己免疫疾患

❷ コリン作動薬

- コリン作動薬を服用している場合，縮瞳を起こすおそれがあるため，夜間の自動車の運転および暗所での危険をともなう機械の操作には注意する．

Chapter 5

ベーチェット病

学習のポイント

主な臨床症状

1 主症状：再発性アフタ性潰瘍，皮膚症状，眼症状，外陰部潰瘍

2 副症状：関節炎，副睾丸炎，消化器症状，血管炎症状，神経症状

主な臨床検査値

HLA-B51（B5）の陽性率が高い（参考所見）

主な治療薬

1 局所投与
  1）副腎皮質ステロイド薬
    ・点眼薬〈ベタメタゾン〉
    ・口腔用軟膏〈トリアムシノロンアセトニド〉

2 全身投与
  1）コルヒチン
  2）副腎皮質ステロイド薬〈プレドニゾロン〉
  3）免疫抑制薬〈シクロスポリン，アザチオプリン〉
  4）抗ヒト TNF-α モノクローナル抗体製剤〈インフリキシマブ，アダリムマブ注1〉

免疫疾患編

概要

　ベーチェット病（Behçet's disease）は，口腔粘膜のアフタ性潰瘍，皮膚症状，眼のぶどう膜炎，外陰部潰瘍を主症状として，急性炎症性発作を繰り返す自己免疫疾患である．まれに，副症状である消化器病変や血管病変，中枢神経病変といった多臓器侵襲性の難治性病態をたどることがある．

　病態としては，急性炎症病変部への好中球主体の細胞浸潤が認められていることから，好中球の機能亢進が関与していると考えられ，また，好中球そのものの機能異常ではなく，リンパ球やサイトカインが関与して活性化が惹起されていると推測されている．

　病因は不明であるが，何らかの内的遺伝要因に何らかの外的要因（感染病原体やそのほかの環境因子）が関与し，白血球の機能が過剰となり，炎症を引き起こすと考えらえている．なかでも，ヒトの組織適合性抗原であるヒト白血球抗原（HLA）の中の HLA-B51 抗原が健常者に比べ，有意に上昇していることから，HLA-B51 抗原が影響を及ぼしていると考えられている．

　なお，近年では HLA-B51 対立遺伝子のみならず，別の疾患感受性遺伝子が関与しているとの報告もある．

　主症状と副症状の組み合わせにより，完全型，不全型，疑いに分類される．また，完全型または不完全型の基準を満たし，特徴的な病変をともなう場合を"特殊型"と定義し，腸管（型）ベーチェット病，血管（型）ベーチェット病，神経（型）ベーチェット病に分類される．

Word ▶ HLA
ヒト白血球抗原
human leukocyte antigen

Word ▶ TNF-α
腫瘍壊死因子
tumor necrosis factor

注1：アダリムマブは，難治性ぶどう膜炎，腸管（型）ベーチェット病のみ保険適用がある．

129

Chapter 5　ベーチェット病

> ● 疫学 ●
>
> 　2014 年度の特定疾患医療受給者証所持者数は 20,035 人である．男女比はほぼ 1：1 で性差はみられず，発症年齢は 20〜40 歳，30 歳代に発症ピークがあるといわれているが，最近では高齢化傾向にある．

臨床症状

❶ 主症状

　主症状として，口腔粘膜の**再発性アフタ性潰瘍**，皮膚症状，眼症状，外陰部潰瘍の 4 つの症状があり，出現頻度も高い．

（1）口腔粘膜の再発性アフタ性潰瘍

　境界鮮明な浅い有痛性潰瘍で，口唇粘膜，頬粘膜，舌，歯肉などの口腔粘膜に出現する．ほぼ必発で，初発症状のことが多い．10 日以内に瘢痕を残さずに治癒することが多いが，再発を繰り返すことが特徴的である．

（2）皮膚症状

　下腿に好発する発赤や皮下結節をともなう結節性紅斑，圧痛をともなう皮下の血栓性静脈炎，顔面や頸部，背部などに見られる毛嚢炎様皮疹または座瘡様皮疹などが出現する．

（3）眼症状

　ぶどう膜炎が主体で，両眼性に発症する．炎症が前眼部のみに起こる虹彩毛様体炎型と，後眼部におよぶ網膜ぶどう膜炎型（眼底型）があり，症状は発作性に生じ，結膜充血，眼痛，視力低下，視野障害，飛蚊症などの症状をきたす．男性で 7 割前後，女性で 5 割弱に見られる．

（4）外陰部潰瘍

　有痛性の境界鮮明なアフタ性潰瘍で，男性では陰嚢や陰茎，女性では大小陰唇に好発する．男性で 4 割前後，女性では 6 割前後に認められる．

❷ 副症状

　主症状ほど出現頻度は高くないが，生命に脅威をもたらしうる症状もあるため，注意が必要である．

（1）関節炎

　四肢の大関節に認められることが多く，腫脹，疼痛，発赤をともなう．関節リウマチのような変形や硬直を認めることはない．

（2）副睾丸炎

　一過性，再発性の睾丸部の腫脹，圧痛を認める．

（3）消化器病変

　腹痛，下痢，下血などを主症状とし，好発部位は回盲部末端から盲腸であり，打ち抜き型の潰瘍性病変を特徴とし，多発することが多い．

（4）血管病変

　動脈系，静脈系のいずれにも生じ，中型〜大型の動脈に血栓性閉塞や動脈瘤

130

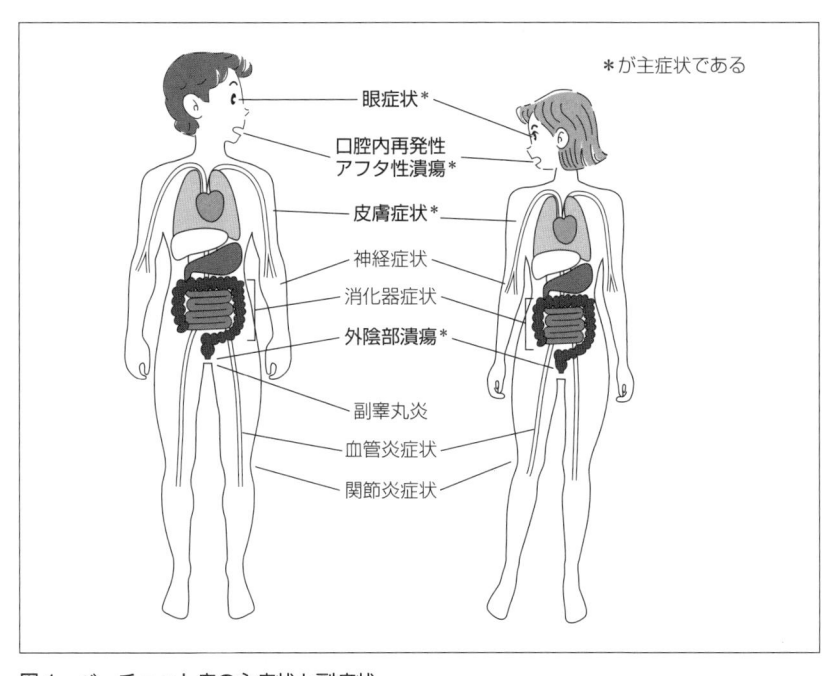

＊が主症状である

- 眼症状＊
- 口腔内再発性アフタ性潰瘍＊
- 皮膚症状＊
- 神経症状
- 消化器症状
- 外陰部潰瘍＊
- 副睾丸炎
- 血管炎症状
- 関節炎症状

図1　ベーチェット病の主症状と副症状

を形成したり，静脈系では深部静脈血栓症を引き起こすことがある．

(5) 中枢神経病変

　ベーチェット病の症状の中で最も遅発性で男性に多く見られる．髄膜炎，脳幹脳炎などの急性型と，片麻痺，小脳症状，錐体路症状など神経症状に認知症などの精神症状をきたす慢性型に大別される．

臨床検査

　ベーチェット病に特異的な検査所見はない．なお，参考となる検査所見としては，白血球数の増加，血清CRP上昇，赤血球沈降速度亢進などの炎症所見，血清γ-グロブリンの高値，血清補体価の高値，HLA-B51陽性などが挙げられる．

Word▶CRP
C反応性タンパク質
C-reactive protein

診断

❶ 診断基準

　2003年に改訂された厚生労働省ベーチェット病診断基準が一般的に使用される（表1，2010年小改訂）．この診断基準では4つの主症状と5つの副症状の組み合わせにより，完全型，不全型，疑いに分類される．経過中に臨床症状である4つの主症状が出現したものを「完全型」，経過中に3つの主症状が出現したもの，2つの主症状と2つの副症状が出現したもの，経過中に定型的眼症状とその他1つの主症状または2つの副症状が出現したものを「不完全型」という．主症状の一部が出現するが，不完全型の条件を満たさないもの，およ

Chapter 5　ベーチェット病

び定型的な副症状が反復あるいは増悪するものを「疑い」としている．さらに，完全型または不完全型の基準を満たし，特徴的な病変をともなう場合を「**特殊型**」と定義し，表2のように分類される．

表1　ベーチェット病診断基準（2003年改訂，2010年小改訂）

主症状	1. 口腔粘膜の再発性アフタ性潰瘍 2. 皮膚症状 　①結節性紅斑様皮疹 　②皮下の血栓性静脈炎 　③毛嚢炎様皮疹，痤瘡様皮疹 　④参考所見：皮膚の被刺激性亢進（針反応） 3. 眼症状 　①虹彩毛様体炎 　②網膜ぶどう膜炎（網脈絡膜炎） 　③以下の所見があれば①，②に準じる 　　①，②を経過したと思われる虹彩後癒着，水晶体上色素沈着，網脈絡膜萎縮，視神経萎縮，併発白内障，続発緑内障，眼球癆 4. 外陰部潰瘍
副症状	1. 変形や硬直をともなわない関節炎 2. 副睾丸炎 3. 回盲部潰瘍で代表される消化器病変 4. 血管病変 5. 中等度以上の中枢神経病変
病型診断カテゴリー	1. 完全型：経過中に「主症状」4項目が出現したもの 2. 不全型： 　1）経過中に「主症状」3項目，あるいは「主症状」2項目と「副症状」2項目が出現したもの 　2）経過中に定型的眼症状とその他の「主症状」1項目，あるいは「副症状」2項目が出現したもの 　3）疑い：「主症状」の一部が出現するが，不全型の条件を満たさないもの，および定型的な「副症状」が反復あるいは増悪するもの 3. 特殊型：完全型または不全型の基準を満たし，以下のいずれかの病変をともなう場合を特殊型と定義する 　1）腸管（型）ベーチェット病 　2）血管（型）ベーチェット病 　3）神経（型）ベーチェット病
参考となる検査所見	1. 皮膚の針反応の陰・陽性 　20〜22Gの比較的太い注射針を用いること 2. 炎症反応 　赤沈値の亢進，血清CRPの陽性化，末梢血白血球数の増加，補体価の上昇 3. HLA-B51の陽性（約60%），A26（約30%） 4. 病理所見 5. 神経型の診断：髄液検査における細胞増多，IL-6増加，MRIの画像所見

〈出典：難病情報センター ホームページ，2018年1月現在〉

表2　特殊型ベーチェット病の診断基準

病　型	診断基準
腸管型	腹痛，潜血反応の有無，内視鏡による病変を確認する
血管型	動脈瘤，動脈閉塞，深部静脈血栓症，肺塞栓のいずれかを確認する
神経型	髄膜炎，脳幹脳炎などの急激な炎症性病変を呈する急性型と，体幹失調，精神症状が緩徐に進行する慢性進行型のいずれかを確認する

〈出典：難病情報センター ホームページ，2018年1月現在〉

また，診断の参考として，前出の「臨床検査」で述べたように，白血球数，赤沈値や血清 CRP による炎症反応の確認，HLA-B51 の陽性，皮膚の針反応の陽性反応，病理所見なども使われる．

❷ 重症度分類

重症度分類は，厚生労働省で作成しているベーチェット病の重症度基準が使われる（表 3）．Stage II 度以上が医療費助成の対象となるが，症状の程度が下記の重症度分類などで一定以上に該当しない者であっても高額な医療を継続することが必要な者については，医療費助成の対象となる．

表 3　ベーチェット病の重症度基準

Stage	内容
I *1	・眼症状以外の主症状（口腔粘膜のアフタ性潰瘍，皮膚症状，外陰部潰瘍）の見られるもの
II *1	・Stage I の症状に眼症状として虹彩毛様体炎が加わったもの ・Stage I の症状に関節炎や副睾丸炎が加わったもの
III	・網脈絡膜炎が見られるもの
IV	・失明*2 の可能性があるか，失明に至った網脈絡膜炎およびその他の眼合併症*3 を有するもの ・活動性，ないし重度の後遺症を残す特殊病型（腸管（型）ベーチェット病，血管（型）ベーチェット病，神経（型）ベーチェット病）である
V	・生命予後に危険のある特殊病型ベーチェット病である ・慢性進行型神経（型）ベーチェット病である

＊1：活動期病変が 1 年間以上みられなければ，固定期（寛解）と判定するが，判定基準に合わなくなった場合には固定期からはずす．
＊2：両眼視力の和が 0.12 以下もしくは両眼視野がそれぞれ 10 度以内．
＊3：ぶどう膜炎，皮下血栓性静脈炎，結節性紅斑様皮疹，外陰部潰瘍（女性の性周期に連動したものは除く），関節炎症状，腸管潰瘍，進行性の中枢神経病変，進行性の血管病変，副睾丸炎のいずれかがみられ，理学所見（眼科的診察所見を含む）あるいは検査所見（血清 CRP，血清補体価，髄液所見，腸管内視鏡所見など）から炎症兆候が明らかなもの．
〈出典：難病情報センター ホームページ，2018 年 1 月現在〉

治療

ベーチェット病の治療は，通常，生活指導および薬物療法が基本となる．病変部位を清潔に保つこと，口腔ケア，将来的な禁煙の必要性などの生活指導は，基本的かつ重要である．

治療薬

ベーチェット病で使用される薬剤は，その症状によって異なる．

Chapter 5　ベーチェット病

表4　症状と治療薬

症状	主な治療薬
疾患の活動性コントロール	・コルヒチン ・副腎皮質ステロイド薬 ・免疫抑制薬（シクロスポリンなど）
発熱や関節炎	解熱鎮痛薬
口腔内潰瘍	レバミピド
難治性ぶどう膜炎	・免疫抑制薬（シクロスポリン） ・抗TNF-α抗体（インフリキシマブ，アダリムマブなど）
消化管病変	サラゾスルファピリジン
特殊型ベーチェット病で，臓器病変が活動的な場合	・中等量以上の副腎皮質ステロイド薬 ・免疫抑制薬（メトトレキサート，シクロスポリン，アザチオプリンなど） ・生物学的製剤

❶ コルヒチン

　痛風治療薬である**コルヒチン**は白血球の作用を抑制することから，わが国ではベーチェット病の第一選択薬として用いられている．保険適用になっていないが，社会保険診療報酬支払基金では保険給付を認めている（平成21年9月15日付）．世界的にはあまり使用されていないが，特に，眼症状や皮膚粘膜症状，関節炎に対して使用される．副作用として，軟便や下痢が見られるが，1週間程度で落ち着くことが多い．そのほか，肝障害，横紋筋融解症などが見られることもある．

❷ 副腎皮質ステロイド薬

　ベーチェット病の各症状に応じて局所投与または全身投与が行われる．眼病変に対しては点眼薬，口腔内アフタ性潰瘍や外陰部潰瘍，皮膚症状に対しては軟膏剤で対応する．一方，全身投与（経口または注射）はベーチェット病の急性炎症症状を短期的に軽快させるが，持続的長期投与には各症状の発作を抑制する効果は期待できない．中枢神経病変（脳幹脳炎や髄膜炎など）の急性期炎症にはステロイドパルス療法を含む大量の副腎皮質ステロイド薬が使用される．

　副腎皮質ステロイド薬の詳細については，Chapter 3.1 全身性エリテマトーデスの治療薬（p.83）を参照．

❸ シクロスポリン

　T細胞に選択的に作用し，活性化のシグナル伝達において重要な役割を果たしているカルシニューリンと結合し，カルシニューリンの活性化を阻害する．これによって，IL-2に代表されるサイトカインの産生が抑制される．

　吸収過程において個体間差のみならず個体内差も大きい薬剤であるため，使用にあたっては，副作用の発現などを防ぐためにTDMを行いながら治療を行う．治療目的によって目標トラフ濃度は異なる（表5）．ベーチェット病においては，開始初期は200 ng/mLを超えないようにし，長期使用する場合は症

Word ▶ TDM
薬物血中濃度モニタリング
therapeutic drug monitoring

状の経過をみながら 150 ng/mL を超えないようにすることが望ましいとされている．

　副作用として，多毛，腎障害，肝障害などがあり，特に腎障害や神経（型）ベーチェット病症状[注2]の発現頻度が高いので注意が必要である．よって，神経（型）ベーチェット病の患者には原則禁忌である．免疫抑制下で生ワクチンを接種すると病原性を現すこと可能性があるため禁忌となっている．また，シクロスポリンは CYP3A4 で代謝され，CYP3A4 および P 糖タンパク質（P-gp）の阻害作用を有するため，これらの酵素，輸送タンパク質に影響する医薬品や食品との併用には注意が必要である．

注2：頭痛，発熱，情動失禁，運動失調，錐体外路症状，意識障害，髄液細胞増多などがある．

Word ▶ CYP
代謝酵素チトクローム P450
cytochrome P450

Word ▶ P-gp
P 糖タンパク質
P-glycoprotein

表5　各疾患における血中トラフ濃度

ベーチェット病および 非感染性ぶどう膜炎	開始初期：200 ng/mL を超えない 長期使用：症状経過をみながら 150ng/mL を超えないことが望ましい
乾癬	200 ng/mL を超えない
再生不良性貧血	確立した指標はない 　　目標値の目安：150～250 ng/mL 　　長期投与：200 ng/mL を超えないことが望ましい
ネフローゼ症候群	初期用量から始め，1～2か月間投与して効果が出現しない場合は150 ng/mL を超えない範囲で経過観察 　　6か月以上の使用：100 ng/mL 以下
全身型重症筋無力症	確立した指標はない 　　目標値：200 ng/mL を超えない 　　維持期：150 ng/mL を超えない
アトピー性皮膚炎	200 ng/mL を超えない

〈出典：ネオーラル® の医薬品インタビューフォーム，p.29〉

❹ 抗ヒト TNF- α モノクローナル抗体製剤

　インフリキシマブは，炎症性サイトカインである TNF-α に対するキメラ型抗ヒト TNF-α モノクローナル抗体製剤で，TNF-α と結合して機能しないようにする中和作用，受容体から解離させる作用，TNF-α 産生細胞を破壊する作用により炎症反応を抑制する．感染初期の生体防御反応に重要な因子である TNF-α を抑制するため，感染症に注意が必要である．特に，結核感染症については，投与前にスクリーニング検査を行い，結核感染既往の疑いがある場合には積極的に抗結核薬の予防投与を行うことが推奨されている．また，投与時に infusion reaction[注3] が現れたり，投与後3日以上経ってから遅発性過敏症が現れることがあるため，注意が必要である．ヒト型抗ヒト TNF-α モノクローナル抗体製剤である**アダリムマブ**も難治性ぶどう膜炎や腸管（型）ベーチェット病に対して保険適用がある．

注3：薬剤投与中または投与開始後24時間以内に現れる過敏症などの症状の総称である．発生機序は明確ではないが，サイトカイン放出にともない，一過性の炎症やアレルギー反応が引き起こるといわれている．主な症状は，アナフィラキシー様症状（血管浮腫，チアノーゼ，呼吸困難，気管支痙攣，血圧上昇／低下など），一過性頭痛，熱感などである．

Chapter 5　ベーチェット病

薬物療法

　薬物治療は，重症度基準の Stage 分類に基づいて治療方針が決定される（図2）．重篤な視力障害をともなう眼病変，生命予後に影響を及ぼす特殊型ベーチェット病に対しては積極的な薬物療法を行う．

　ベーチェット病の基本病態としていくつかのサイトカインが関与していることから，近年では抗ヒト腫瘍壊死因子（抗 TNF-α）抗体製剤が使用され，効果を上げている．

　口腔内アフタ性潰瘍，外陰部潰瘍，皮膚症状に対しては，原則として外用ステロイド薬を中心とした局所療法で対応する．ぶどう膜炎においては，ステロイド外用療法による急性炎症の鎮静化の後，発作予防のためにコルヒチンの全身投与がなされる．効果不十分であればシクロスポリンなどに変更する．腎障害などのためにシクロスポリンが使用できない症例や，視機能障害が懸念される重症例にはインフリキシマブの早期導入を検討する．

　特殊病型である腸管（型）ベーチェット病に対しては，寛解導入治療として副腎皮質ステロイド薬の全身投与，症状軽快後はメサラジンやサラゾスルファピリジンを使用するのが望ましい．標準的治療に挙げた薬物に対して抵抗性を示す場合には，インフリキシマブやアダリムマブが有用である．神経（型）ベーチェット病に対して，急性型では中等量以上の副腎皮質ステロイド薬の全身投与，慢性進行型ではメトトレキサートの少量パルス療法が有用である．シクロスポリンは神経（型）ベーチェット病への使用は禁忌である．血管（型）ベーチェット病に対しては，副腎皮質ステロイド薬や免疫抑制薬を早期より使用する．

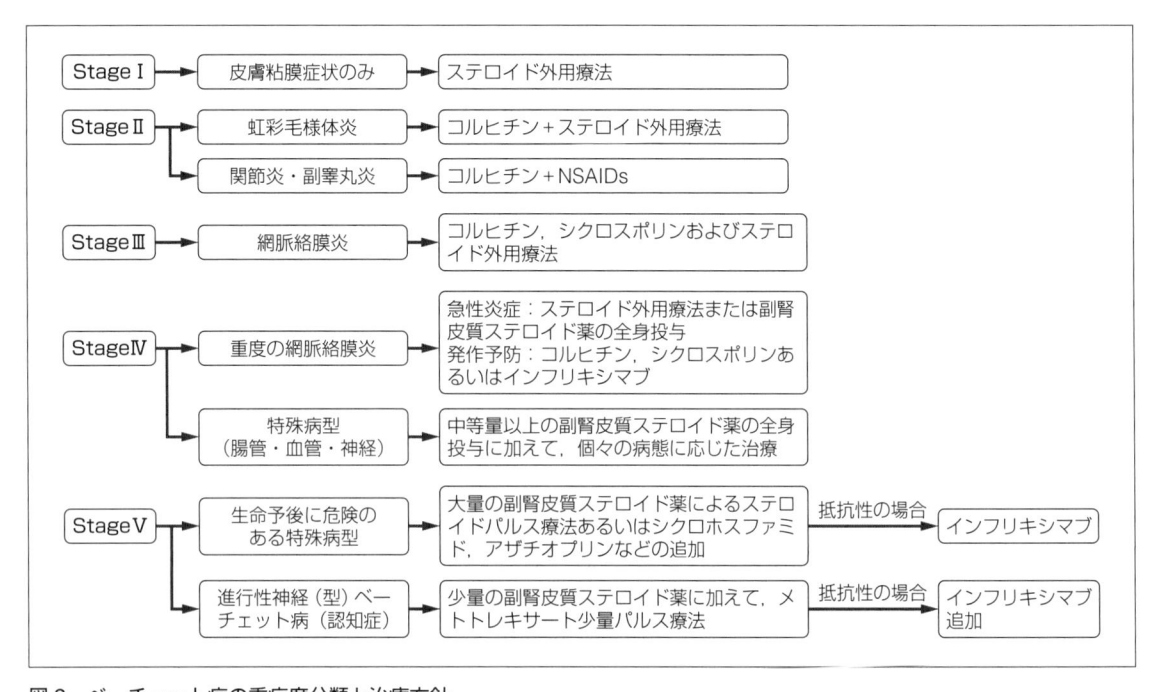

図 2　ベーチェット病の重症度分類と治療方針
〈出典：廣畑俊成 著，Mebio：30, p.82-89, 2013〉

処方例

30歳代男性，ベーチェット病（虹彩毛様体炎）（Stage Ⅱ）
①と②を併用処方する.
①コルヒチン錠 0.5 mg　1回1錠（1日2錠）　1日2回　朝夕食後
②ベタメタゾンリン酸エステルナトリウム点眼液 0.1%　1回1～2滴　1日4回
　点眼

商品名
コルヒチン：コルヒチン
ベタメタゾンリン酸エステルナト
　リウム：リンデロン

処方解説◆評価のポイント

■処方目的
　処方薬①：眼内炎症の再発（眼発作）治療および予防
　処方薬②：眼発作時の眼内炎症の治療
■主な禁忌症
　処方薬①：肝障害または腎障害のある患者で，CYP3A4 を強く阻害する薬剤また
　　　　　　は P-gp を阻害する薬剤を服用中，妊婦または妊娠している可能性の
　　　　　　ある女性
　処方薬②：角膜上皮剥離または角膜潰瘍，ウイルス性結膜・角膜疾患，結核性眼
　　　　　　疾患，真菌性眼疾患または化膿性眼疾患
■効果のモニタリングポイント
　処方薬①：眼内炎症の再発抑制
　処方薬②：眼炎症の改善
■副作用のモニタリングポイント
　処方薬①：軟便や下痢（1週間程度で落ち着くことが多い），肝障害や横紋筋融解
　　　　　　症など（定期的な血液検査の実施）
　処方薬②：長期使用による眼内感染，眼圧上昇，白内障の進行など

処方例

30歳代男性，ベーチェット病（網膜ぶどう膜炎）（Stage Ⅲ～Ⅳ）
①と②を併用処方する.
①トリアムシノロンアセトニド水性懸濁注射液　1回20 mg　テノン嚢下注射
②プレドニゾロン錠 5 mg　1日6錠（朝4錠，昼2錠）1日2回　朝昼食　3日間
　以後，1日4錠（朝3錠，昼1錠）3日間
　1日2錠（朝2錠）　3日間　終了

商品名
トリアムシノロンアセトニド：ケ
　ナコルト A
プレドニゾロン：プレドニン

処方解説◆評価のポイント

■処方目的
　処方薬①：眼発作時の眼内炎症の治療
　処方薬②：眼内炎症の再発（眼発作）予防
■主な禁忌症
　処方薬①：感染症のある部位（眼）
　処方薬②：全身性真菌症，消化性潰瘍，精神病，結核性疾患，単純疱疹性角膜炎，
　　　　　　後嚢白内障，緑内障，高血圧症，電解質異常，血栓症，手術直後，急
　　　　　　性心筋梗塞の既往
■効果のモニタリングポイント
　処方薬①：眼炎症の改善
　処方薬②：眼内炎症の改善，再発抑制

Chapter 5　ベーチェット病

■副作用のモニタリングポイント
　処方薬①：長期使用による眼内感染，眼圧上昇，白内障の進行など
　処方薬②：感染症，骨粗鬆症，消化性潰瘍，ステロイド糖尿病，脂質異常，B型
　　　　　肝炎の再燃など

処方例

30歳代男性，ベーチェット病（網膜ぶどう膜炎）（StageⅣの寛解期治療）
①または②を処方する.
①シクロスポリンカプセル50mg　1回3カプセル（1日6カプセル）1日2回
　朝夕食後
②インフリキシマブ　1回300mg点滴静注　初回投与後，2・6週に投与，その
　後は8週ごとに投与

商品名
シクロスポリン：ネオーラル
インフリキシマブ：レミケード

処方解説◆評価のポイント

■処方目的
　処方薬①②：眼内炎症の再発（眼発作）予防
■主な禁忌症
　処方薬①：妊婦，妊娠している可能性のある婦人または授乳婦，タクロリムス（外
　　　　　用剤を除く）・ピタバスタチン・ロスバスタチン・ボセンタン・アリス
　　　　　キレン・アスナプレビル・バニプレビルを投与中，肝障害または腎障
　　　　　害のある患者でコルヒチンを服用中
　処方薬②：重篤な感染症，活動性結核，脱髄疾患（多発性硬化症など），うっ血性
　　　　　心不全
■効果のモニタリングポイント
　処方薬①②：眼内炎症の再発抑制
■副作用のモニタリングポイント
　処方薬①[※1]：腎障害，肝障害，血圧上昇，中枢神経障害など
　処方薬②[※2]：感染症（結核，非結核性抗酸菌，肝炎ウイルス，真菌），infusion
　　　　　reaction，遅発性過敏症など

▶▶▶**留意事項**
[※1] 有効血中濃度域が狭く，薬物
体内動態の個人差が大きく，薬物
相互作用の影響が大きいため，
TDMを実施（トラフ値150ng/
mLを超えない），CYP3A4によ
り代謝される薬剤・阻害作用をも
つ薬剤・食品との併用で作用増
強，CYP3A4を誘導する薬剤・
食品との併用で作用減弱
[※2] infusion reactionは投与中
や投与後2時間の観察が，遅発
性過敏症は投与後3日以上経過
後の観察が必要である.

服薬指導

❶ コルヒチン

• コルヒチンは催奇形性のある薬剤であるため，男性・女性に限らず，服用
　中は避妊する.

❷ 副腎皮質ステロイド薬

〔Chapter 3.1 全身性エリテマトーデスの服薬指導（p.89）を参照〕

Chapter 6

移植医療（臓器移植・造血幹細胞移植）

移植には，臓器移植と造血幹細胞移植があり，いずれも移植後には免疫抑制薬など薬物投与が必須である．

臓器移植の現状

臓器移植とは，重い病気や事故などにより臓器（心臓や肝臓）の機能が低下し，移植でしか治療できない人と臓器を提供してもいいという人を結ぶ医療のことである．

現在，日本では肺動脈性肺高血圧症や肺リンパ脈管筋腫症の患者に対する肺移植，拡張型心筋症や虚血性心疾患，先天性心疾患の患者に対する心臓移植，先天性肝・胆道疾患やＣ型・Ｂ型ウイルス性肝硬変の患者に対する肝臓移植，慢性腎不全の患者に対する腎臓移植，１型・２型糖尿病の患者に対する膵臓の移植が保険適用上，認められている．

小腸の移植に関しては，現在では保険適用が認められていないが，短腸症候群や機能的不可逆性小腸不全の患者に対しては先進医療として日本でも実施している施設がある（図1）．

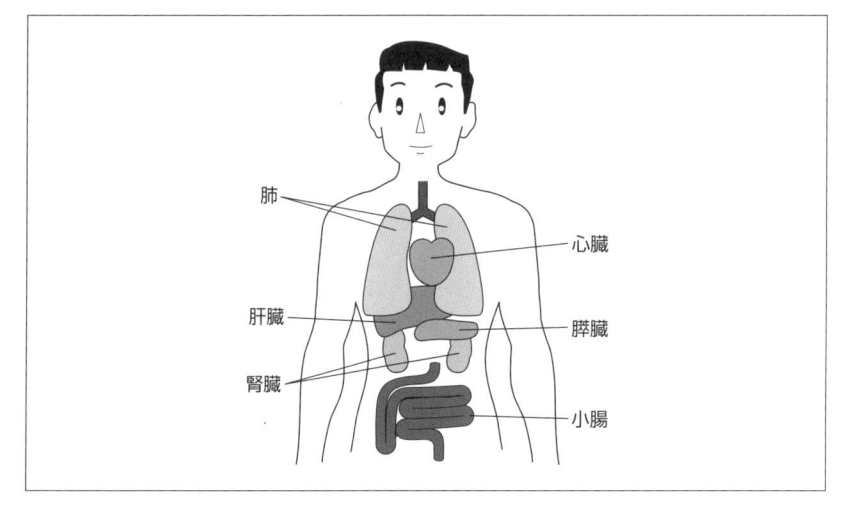

図1　移植可能な臓器

なお，眼球（角膜）は臓器提供意思表示カードや運転免許証（裏面）などの臓器提供に関する意思表示として記載されているが，正式には組織移植に分類され，臓器移植とは区別されている（図2）．

免疫疾患編

Chapter 6　移植医療（臓器移植・造血幹細胞移植）

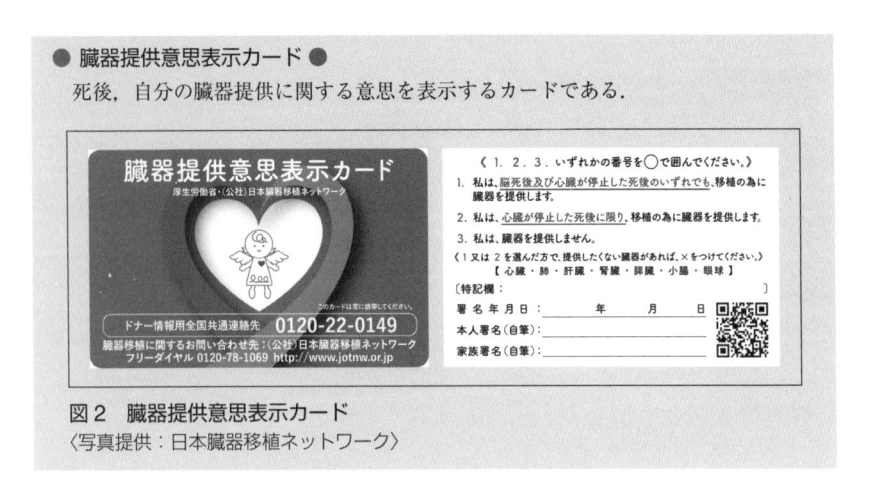

図2　臓器提供意思表示カード
〈写真提供：日本臓器移植ネットワーク〉

❶ 臓器移植の歴史と推移

　臓器移植の歴史は浅く，世界的には 1902 年にオーストリアのウルマンがイヌの自家腎臓移植に成功し，1906 年にはフランスのジャブレイがヤギの腎臓をヒトに臨床腎臓移植として施行しているが，拒絶反応によって術後早期に廃絶した．最初の腎臓移植成功例は 1954 年にアメリカのメリルとマレーが一卵性双生児間で行った生体腎臓移植である．その後，1967 年にはアメリカのスタツールが肝臓の移植，南アフリカのバーナードが腎臓の移植にそれぞれ成功した．

　日本においても 1956 年には腎臓の移植，1964 年には肝臓の移植が初めて行われている．わが国の臓器移植の成績は，世界的にみても優れている．また，2010 年の改正臓器移植法の施行後より脳死下臓器提供数も増えており，脳死下臓器提供における摘出臓器数は 1 人のドナーから平均 4 臓器以上であり，この数も世界でトップクラスである（図3）．

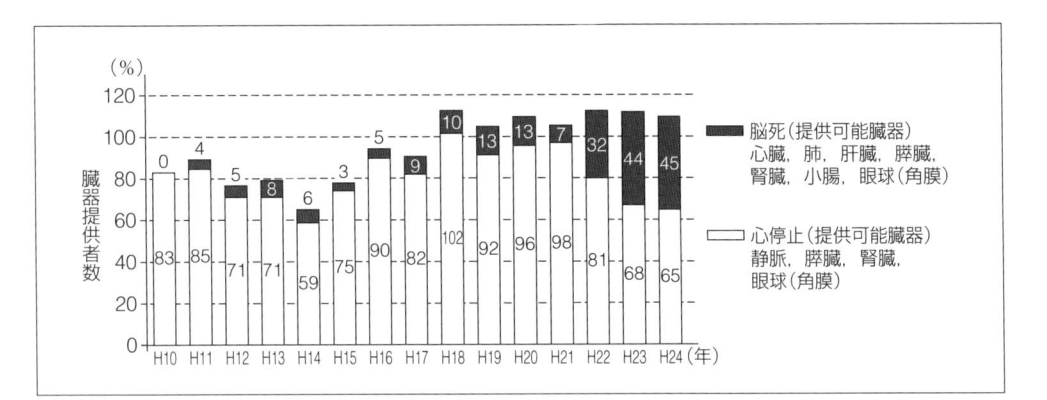

図3　日本における臓器提供者数の年別推移
〈出典：厚生労働省からの情報提供ページ〉

② 日本における臓器移植医療

日本では現在，約14,000人の移植希望患者がいる．このデータは公益社団法人日本臓器移植ネットワークにより毎月更新されており，誰でも閲覧が可能である（表1）．

表1 移植希望登録者数（2017年5月31日現在）

臓器名	登録者数	備考
心臓	608	うち、心肺同時4
肺	334	
肝臓	319	うち、肝腎同時14
腎臓	12,071	
膵臓	199	うち、膵腎同時150
小腸	3	うち、肝小腸同時0
計	13,366	

〈出典：公益社団法人日本臓器移植ネットワーク ホームページ〉

移植希望患者数に対して年間の移植提供数は約100件のみであり，移植を希望する患者数に対して圧倒的に少ない．この値は欧米諸国に比べても著しく低い値である．その原因はさまざまであるが，医療従事者による啓発活動や社会活動が少ないことも要因の1つと考えられており，今後の日本医療における重要な課題である．

移植後の生存率を移植後5年でみたデータによるといずれの臓器においても70％を超えており移植によって救命がなしえていることが示されている（図4）．

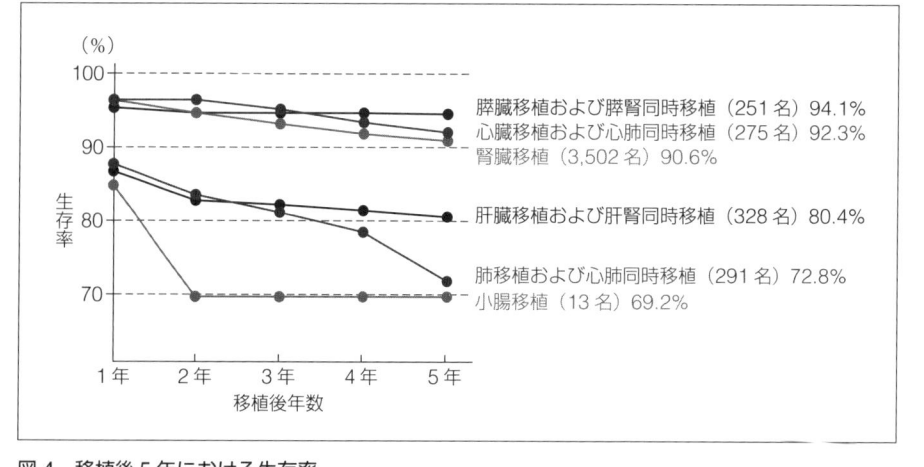

図4 移植後5年における生存率
〈出典：公益社団法人日本臓器移植ネットワーク ホームページ〉

Chapter 6 移植医療（臓器移植・造血幹細胞移植）

造血幹細胞移植

造血幹細胞移植とは，正常な血液をつくることが困難な疾患（白血病や再生不良性貧血など）の患者に対して造血幹細胞を移植する治療法のことである．造血幹細胞とは，通常，成人では骨髄にあり，白血球，赤血球，血小板の元となる細胞である．造血幹細胞移植には，ヒト白血球抗原（HLA）型が一致している他人から造血幹細胞を提供してもらう**同種移植**，患者自身の造血幹細胞を用いる**自家移植**，臍帯血を用いる**臍帯血移植**の3つがある．移植に際しては，移植前治療として移植1週間前よりシクロホスファミドの投与と全身放射線照射を行い，腫瘍細胞を破壊したのちに正常な造血幹細胞を移植する．

1939年にオスグッドが骨髄液を患者に輸注した報告があるが，これは前処置として抗悪性腫瘍薬と全身放射線照射を伴わないものであった．前処置を行ったものとしては，1957年にトーマスが白血病の治療に骨髄移植を行ったことが最初といわれている．しかし，その後しばらくはHLA型やGVHD予防などが考慮されておらず，治療成績は芳しくなかった．1970年代ごろにHLA型，前処置，GVHD予防を考慮した治療が行われるようになり，現在の治療法が確立された．

日本で最初の造血幹細胞移植が行われたのは1974年であるが，1990年代に入ってから劇的にその件数は増えており，近年では年間5,000件を超える移植が実施されている（**図5**）．造血幹細胞移植は主に白血病やリンパ腫，再生不良性貧血の根治治療として行われている（**図6**）．

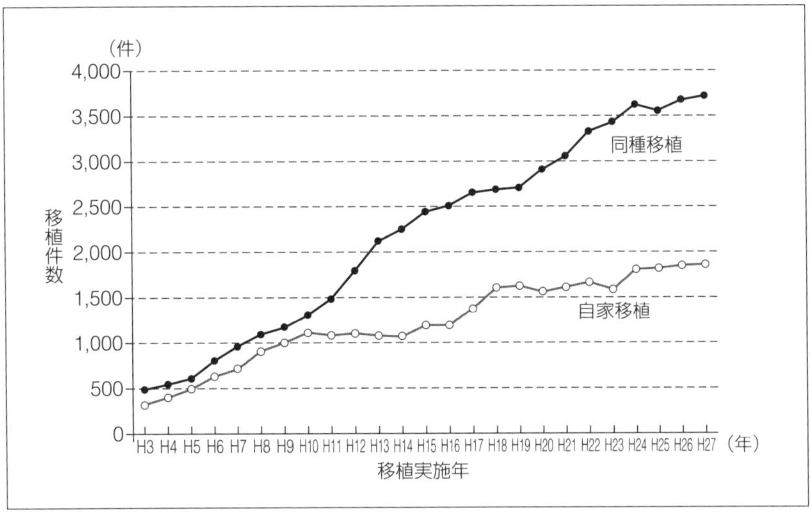

> **Word** HLA
> human leucocyte antigen

> **Word** GVHD
> 移植片対宿主病
> graft versus host disease

図5 造血幹細胞移植件数の年次推移
〈出典：一般社団法人日本造血細胞移植データセンター 2016年度 日本における造血幹細胞移植の実績〉

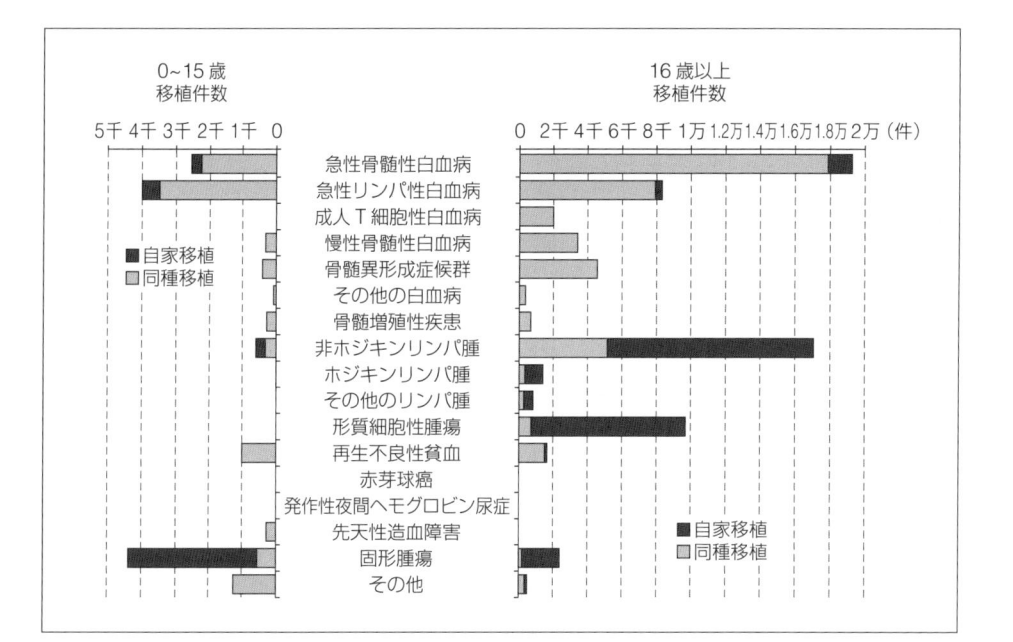

図6 疾患別造血幹細胞移植件数（1991年～2015年の累積件数）
〈出典：一般社団法人日本造血細胞移植データセンター 2016年度 日本における造血幹細胞移植の実績〉

Chapter 6 移植医療（臓器移植，造血幹細胞移植）

6.1 臓器移植における拒絶反応，移植片対宿主病

学習のポイント

主な臨床症状

1 臓器移植における拒絶反応

移植を受けた人（レシピエント）の免疫系が移植片を攻撃し，最終的には臓器提供者（ドナー）から移植された臓器を廃絶させる病態

1) **超急性拒絶反応**：移植後 24 時間以内に急激な拒絶反応が惹起され，移植臓器における血管梗塞などが見られる．レシピエントの自覚症状は認められないことも多い．

2) **急性拒絶反応**：移植後 1 週間以降に出現し急性の移植臓器の機能低下を呈する．移植臓器の機能低下，全身倦怠感および発熱などが見られる．
   ※特に，腎移植の場合，腎臓の腫れ，尿量減少，タンパク尿，むくみなどが見られる．

3) **慢性拒絶反応**：移植後数か月から年単位で進行し最終的に移植臓器の廃絶に至る．移植臓器の機能低下などが見られる．移植臓器によって異なるが，基本的には急性拒絶反応と同様の症状が見られる．

2 移植片対宿主病

1) **急性 GVHD**：かゆみをともなう皮疹，ビリルビン値の上昇を特徴とする肝機能障害にともなう黄疸，水様性の下痢便，粘膜障害など

2) **慢性 GVHD**：かゆみをともなう皮疹，口腔内の乾燥にともなう口内炎の発現，嚥下困難，胃腸障害，ドライアイ，肝機能障害にともなう黄疸の出現など

主な治療薬

1 副腎皮質ステロイド薬〈プレドニゾロン，メチルプレドニゾロン〉

2 代謝拮抗薬
   1) プリン拮抗薬〈ミコフェノール酸モフェチル，アザチオプリン，ミゾリビン〉
   2) アルキル化薬〈シクロホスファミド〉
   3) 葉酸拮抗薬〈メトトレキサート〉

3 カルシニューリン阻害薬〈シクロスポリン，タクロリムス〉

4 細胞増殖シグナル阻害薬〈エベロリムス〉

5 リンパ球増殖抑制薬〈グスペリムス〉

6 生物学的製剤〈抗ヒト胸腺細胞グロブリン，抗ヒト IL-2 受容体 α 鎖モノクロナール抗体〉

概要

本来ある免疫系は「自己」と「他者」を区別し，他者を攻撃し自己を守っている．レシピエントの免疫系が移植された臓器（ドナー臓器）を攻撃する病態が拒絶反応であり，ドナー臓器が移植された側を攻撃する病態が移植片対宿主病（graft versus host disease：GVHD）である．

Word ▶ IL
インターロイキン
interleukin

❶ 拒絶反応

臓器移植における拒絶反応には，発症時期によって超急性拒絶反応，急性拒絶反応，慢性拒絶反応の 3 つに大別される．

（1）超急性拒絶反応

超急性拒絶反応は移植後 24 時間以内に拒絶反応が生じ，ドナー臓器が拒絶される．これはレシピエントの体内に存在する自然抗体や移植前から抗ドナー

HLA 抗体が存在する場合に起こりうる.

発生機序としては，腎臓移植の場合，移植腎血管内皮上のドナー MHC クラス I 分子にレシピエント血清中の抗 MHC クラス I 抗体が結合し，補体活性が惹起される．補体活性化により血管内皮に MAC が形成されることにより内皮が傷害される（CDC）．同時にサイトカインやロイコトリエンのような種々のメディエーターも関与し発生する．最終的には移植腎の血管内凝固が進行し，急速に移植腎の梗塞・壊死にいたる.

(2) 急性拒絶反応

移植後 1 週間以降に発現し急性のドナー臓器の機能低下を呈する反応である．症状はドナー臓器によって異なるが，腎臓移植の場合は急激な腎機能低下を認め尿細管間質型と血管型に分けられる．前者は単核球の尿細管への浸潤などを主体とするのに対して後者はそれらに加えて血管内膜炎や尿細管間質出血，糸球体炎などを示す．**拒絶反応の発現には T 細胞が主体を占める**ことが多いが，細胞性免疫が関与する場合もある.

発生機序としては，腎臓移植の場合，細胞性拒絶反応と抗体関連型拒絶反応に分けられる．細胞性拒絶反応は移植手術に由来する炎症によりサイトカインが産生され，移植腎中のドナー樹状細胞が活性化される．樹状細胞をレシピエント T 細胞が認識し，抗原特異的な T 細胞クローン増殖が誘導される．活性化した Th1/Tc 細胞は血流を介して移植腎に到達し，ドナー MHC クラス I 抗原に接合し傷害する．抗体関連型拒絶反応の場合は，移植後に活性化した Th0 細胞や B 細胞，Th2 の誘導によりドナー MHC クラス I 抗原に対する特異抗体が産生される．これらがドナー臓器の血管内皮上の MHC クラス I 抗原に結合して補体活性化が起こり，MAC を形成し血管内皮の障害へとつながる.

(3) 慢性拒絶反応

移植後数か月から数年単位で進行し，ドナー臓器の機能が徐々に低下し，最終的に廃絶にいたる．これらは移植後にドナー臓器の血管内皮上の MHC クラス I 抗原に対する抗体が産出され，この抗体が慢性拒絶反応を引き起こしていると考えられている.

発生機序としては，腎臓移植の場合，ドナー臓器の血管内皮上の HLA 抗原に対する抗体が産出され，抗原抗体反応に続き補体古典経路が活性化される．その結果，内皮が傷害され内膜の肥厚と内腔が狭くなることによって引き起こされていると考えられている.

❷ 移植片対宿主病（GVHD）

GVHD は，病理組織学的あるいは臨床徴候により **急性 GVHD** と **慢性 GVHD** に分類され，発症時期により古典的な群と，非典型的な群に分類される（表 1）.

(1) 急性 GVHD

同種造血幹細胞移植後早期に見られる皮疹・黄疸・下痢と特徴とする症候群で，移植片の宿主に対する免疫学的反応によるものと定義される.

急性 GVHD は，移植後 100 日以内に発症する古典的急性 GVHD と，100 日

Word ▶ MHC
主要組織適合遺伝子複合体
major histocompatibility complex

Word ▶ MAC
膜侵襲複合体
membrane attack complex

Word ▶ CDC
complement dependent cytotoxicity

Word ▶ HLA
ヒト白血球抗原
human leukocyte antigen

Chapter 6　移植医療（臓器移植・造血幹細胞移植）

以降に発症する非典型的急性 GVHD に分類される．古典的急性 GVHD は，斑丘疹状の皮疹，嘔気，嘔吐，るいそう[注1]，水様下痢，イレウス，胆汁うっ滞性肝炎などの典型的な臨床症状を呈する群で，非典型的急性 GVHD は，古典的急性 GVHD の臨床病態が 100 日以降も持続する持続型，いったん軽快した急性 GVHD が 100 日以降に再燃する再燃型，100 日以降に発症する遅発性急性 GVHD が含まれる．

注 1：標準体重より体重が 20% 以上減少し，脂肪組織が病的に減少した症候．

（2）慢性 GVHD

慢性 GVHD の臨床像はシェーグレン症候群や全身性硬化症といった自己免疫疾患類似の症状が全身に出現し，疾患特有の免疫不全および免疫抑制療法の強化にともない感染症合併率が高まる．

慢性 GVHD の診断には発症時期は問わず，従来型の古典的慢性 GVHD と，急性 GVHD と混在する重複型 GVHD に分類される．非典型的急性 GVHD で，慢性 GVHD の症候もともなっている場合は，慢性 GVHD と診断し，特に重複型 GVHD とされる．

表 1　GVHD の分類

分類	亜分類	発症時期*	症状	
			急性 GVHD	慢性 GVHD
急性	古典的	100 日以内	あり	なし
	非典型的（持続型, 再燃型, 遅発型）	100 日以降	あり	なし
慢性	古典的	規定なし	なし	あり
	重複型	規定なし	あり	あり

＊：移植あるいはドナーリンパ球輸注からの日数のこと．
〈出典：日本造血細胞移植学会 造血細胞移植ガイドライン GVHD（第 3 版）〉

臨床症状

❶ 拒絶反応

（1）超急性拒絶反応

ドナー臓器に血栓などができるなどして血管梗塞を起こす．レシピエントの自覚症状は認められないことも多い．

（2）急性拒絶反応

ドナー臓器の機能低下，全身倦怠感および発熱などを認める．具体的な症状は移植臓器によって異なるが，腎移植の場合においては，腎臓の腫れ，尿量減少，タンパク尿，むくみなどの症状が現れる．

（3）慢性拒絶反応

移植後数か月から数年単位でドナー臓器の機能低下を認める．具体的な症状はドナー臓器によって異なるが，基本的には急性拒絶反応と同様の症状が起こる．

146

❷ GVHD

(1) 急性 GVHD

痒みをともなう皮疹，ビリルビン値の上昇を特徴とする肝機能障害にともなう黄疸，水様性の下痢便，粘膜障害などが見られる．

(2) 慢性 GVHD

痒みをともなう皮疹，口腔内の乾燥にともなう口内炎の発現，嚥下困難，胃腸障害，ドライアイ，肝機能障害にともなう黄疸など，全身に多彩な症状が現れる．

診断

❶ 拒絶反応

肝臓・心臓・腎臓移植のいずれの場合も，もっとも確実な拒絶反応の診断法は生検による病理診断である．

生検は，肝臓，腎臓の場合は超音波の誘導で，皮膚から細い針を刺し，心臓の場合は首の静脈から針を刺して，組織の一部を検体として採取する方法である．これを顕微鏡で調べると，拒絶反応の原因であるリンパ球がどのくらい集まっているかがわかる．

❷ GVHD

(1) 急性 GVHD

皮膚，肝臓，消化管の少なくとも 1 つの臓器の障害が存在し，かつ GVHD 類似の他の疾患が否定されることである．臓器障害とは，表 2 の Stage1 以上の障害が，多くは移植後 100 日以内に見られるものを指す．

急性 GVHD の重症度は各臓器障害の stage を決定し，これに基づいて分類される（表 3）．病変部位の病理学的診断は可能な限り実施する．特に 1 つの臓器のみの場合，あるいは他疾患との識別困難の場合は病理学的診断が不可欠である．

(2) 慢性 GVHD

全身の皮膚，粘膜，腺組織が標的となり，皮膚萎縮，色素沈着，口内炎，眼球乾燥，肺障害，下痢，肝障害，免疫異常など多彩な症状を呈する．

慢性 GVHD は，NIH consensus development project が提唱した診断基準に基づき診断を行う．急性 GVHD では認められない臨床症状の特異度に応じて，「診断的徴候」と「特徴的徴候」に分類され，診断的徴候が最低 1 つ，あるいは，生検や他の検査で支持される特徴的徴候が 1 つ以上あり，他の疾患が除外される場合に，慢性 GVHD と診断される．

Chapter 6 移植医療（臓器移植・造血幹細胞移植）

表2 臓器障害の stage

Stage [*1]	皮膚	肝臓	消化管
	皮疹（%）[*2]	総ビリルビン (mg/dL)	下痢 [*3]
1	＜25	2.0〜3.0	成人：500〜1,000 mL 小児：280〜555 mL/m² （10〜19.9 mL/kg）[*4]
2	25〜50	3.1〜6.0	成人：1,001〜1,500 mL 小児：556〜833 mL/m² （20〜30 mL/kg）
3	＞50	6.1〜15.0	成人＞1,500 mL 小児＞833 mL/m² （＞30 mL/kg）
4	全身性紅皮症，水泡形成	＞15.0	高度の腹痛（＋/−腸閉塞）[*5]

＊1：ビリルビン上昇，下痢，皮疹を引き起こす他の疾患が合併すると考えられる場合は stage を1つ落とし，疾患名を明記する．複数の合併症が存在したり，急性 GVHD の関与が低いと考えられる場合は主治医判断で stage を2〜3落としてもよい．
＊2：火傷における rule of nines（成人），rule of fives（乳幼児）を適応（図）．
＊3：3日間の平均下痢量．小児の場合は mL/m² とする．
＊4：胃・十二指腸の組織学的証明が必要．
＊5：消化管 GVHD の stage 4は，3日間平均下痢量成人＞1,500 mL，小児＞833 mL/m² でかつ，腹痛または出血（visible blood）をともなう場合を指し，腸閉塞の有無は問わない．
〈出典：日本造血細胞移植学会 造血細胞移植ガイドライン GVHD（第3版）〉

表3 急性 GVHD の grade [注7〜注9]

Grade	皮膚 stage		肝 stage		腸 stage
Ⅰ	1〜2		0		0
Ⅱ	3	or	1	or	1
Ⅲ	—		2〜3	or	2〜4
Ⅳ	4	or	4		—

＊1：PS が極端に悪い場合（PS4，または Kamofsky performance score（KPS）＜30%），臓器障害が stage 4に達しなくとも grade Ⅳ とする．GVHD の病変が合併し，そのために全身状態が悪化する場合，判定は容易ではないが，急性 GVHD 関連病変による PS を対象とする．
＊2："or" は，各臓器障害の stage のうち，1つでも満たしていればその grade とするという意味である．
＊3：" − " は障害の程度が何であれ grade には関与しない．
〈出典：日本造血細胞移植学会 造血細胞移植ガイドライン GVHD（第3版）〉

治療

　拒絶反応や GVHD は発症してからの治療よりも予防が重要となる．予防および治療においては，薬物療法が基本となる．なお，拒絶反応を起こしてしまい薬物療法にも反応しない場合は，ドナー臓器の摘出が必要となる．

6.1 臓器移植における拒絶反応，移植片対宿主病

治療薬

❶ 副腎皮質ステロイド薬

　副腎皮質ステロイド薬であるプレドニゾロン，メチルプレドニゾロンは，移植された臓器部位，併用する免疫抑制薬によって投与方法は異なる．移植直後から投与が開始され，1週間で減量し，その後も徐々に減量行い，1〜4か月を目安に維持量まで減量する．急性拒絶反応に対しては，mPSL 500〜1,000 mgを3日間程度投与するステロイドパルス療法が行われる．

　副腎皮質ステロイド薬の詳細については，Chapter 3.1 全身性エリテマトーデスの項（p.83）を参照．

❷ 代謝拮抗薬

（1）プリン拮抗薬

　プリン拮抗薬には，ミコフェノール酸モフェチル，アザチオプリン，ミゾリビンがある．作用機序は，核酸合成に不可欠であるプリン合成経路であるデノボ（de novo）経路とサルベージ（salvage）経路のうち，ミコフェノール酸モフェチルおよびミゾリビンは de novo 経路の律速酵素を阻害することで核酸合成を阻害する．用法用量は，移植臓器によって異なる．代表的な薬剤の主な副作用，薬物動態を表4に示す．

表4　代表的な代謝拮抗薬（プリン拮抗薬）

医薬品	副作用	薬物動態
ミコフェノール酸モフェチル	消化器症状（下痢・悪心・嘔吐など），骨髄抑制（白血球減少や貧血など），サイトメガロウイルス感染やニューモシスチス肺炎など	・活性本体であるミコフェノール酸（MPA）は血中で95%がアルブミンと結合する ・半減期は17時間，投与後72時間までに約90%が尿中に，約5%が糞中に排泄
アザチオプリン	骨髄抑制（顆粒球減少など），感染症	・服用後，活性本体の6-MPとなり，その後，代謝された後に尿中に排泄 ・蛋白結合率は30%前後 ・代謝産物のC_{max}は服用後1〜2時間，半減期は3〜5時間 ・アロプリノール併用時にはアザチオプリンの血中濃度上昇するため減量
ミゾリビン	腎機能低下時には骨髄抑制など	・服用後2時間でC_{max}に達する ・半減期は2.2時間，蛋白結合率は0.6〜3.7%と低く，排泄は主に腎臓である ・胎盤通過性があるため，妊婦には禁忌 ・腎排泄型薬剤のため，腎機能低下時，腎機能未発現時には注意

●ミコフェノール酸モフェチルのTDM

　ミコフェノール酸モフェチルは，微量で強力な薬効が得られる半面，有効血中濃度域が狭く，厳密な血中濃度管理が求められている．TDMの頻度は，移植後1か月以内では1週間ごと，1〜3か月では1か月ごと，3か月〜1年で

Word ▶ TDM
薬物血中濃度モニタリング
therapeutic drug monitoring

Chapter 6　移植医療（臓器移植・造血幹細胞移植）

は 3 か月ごと，1 年以上経過した後は 1 年ごとを目安とする．それ以外にもイベント発生時（急性拒絶反応の疑い，併用薬の変更など）には TDM を実施することが望ましい．また投与量変更後は 1 週間を目安に TDM を実施する．

　血中濃度測定の意義として，AUC0-12 と相関性が高い項目として急性拒絶反応，骨髄機能障害が，相関性が低い項目としてウイルス感染症，消化器症状が挙げられる．急性拒絶反応，骨髄抑制が疑われた場合，AUC0-12 の確認が望ましく，トラフ 1 ポイントのみでの評価は推奨されていない．理由としては臓器移植の場合，ミコフェノール酸モフェチルの主代謝物が胆汁排泄されるため，腸管循環により投与後 4 時間以降にセカンドピークが現われるためトラフ値と AUC0-12 の相関が良好ではない．

　血中濃度の目標は EMIT 法で測定する場合は AUC0-12：37〜70 μg・hr/mL である．

　腎排泄型薬剤であるため，腎機能低下時にはミコフェノール酸モフェチルおよびそのグルクロン酸抱合体の排泄が遅れるため，血中濃度の確認および投与量の調整が必要となる．一方，肝機能低下時には血中濃度はほとんど影響を受けない．

　併用薬の影響として，タクロリムスとシクロスポリンではどちらを併用するかでミコフェノール酸モフェチルの血中濃度が異なるため，タクロリムスとシクロスポリンの切替えを行った場合には血中濃度の確認が必要である．また，アルミニウム，マグネシウム含有製剤やリファンピシン，プロトンポンプ阻害薬などを追加，変更した場合においても血中濃度が変動するため確認が必要である．

Word ▶ AUC
血中濃度-時間曲線下面積
area under the blood
concentration-time curve

Word ▶ EMIT 法
多元酵素免疫測定法
enzyme-multiplied
immunoassay technique

（2）アルキル化薬（保険適用外）

　アルキル化薬であるシクロホスファミドについては，ステロイド不応性急性 GVHD に対して 1 g/m^2 のシクロホスファミド静注パルス療法（エンドキサンパルス療法）が行われ，有効性が認められたとの報告がある．

（3）葉酸拮抗薬（保険適用外）

　葉酸拮抗薬であるメトトレキサートは，GVHD の予防に対してシクロスポリンまたはタクロリムスとの併用療法が最も一般的である．予防投与の際の投与量はシクロスポリン，タクロリムスいずれとの併用においても初日は 10〜15 mg/m^2，3 日目，6 日目場合によっては 11 日目にそれぞれ 7〜10 mg/m^2 をいずれも注射にて投与する．また，急性 GVHD や慢性 GVHD の二次治療として 3〜10 mg/m^2 の週 1 回投与も報告されている．

❸ カルシニューリン阻害薬

　カルシニューリン阻害薬であるシクロスポリン，タクロリムスは，拒絶反応および GVHD の抑制においても非常に重要な薬剤であり，移植領域における最重要薬である．

（1）特徴

　カルシニューリン阻害薬の作用機序は T 細胞においてイムノフィリン（シ

6.1 臓器移植における拒絶反応，移植片対宿主病

クロスフィリン，FK結合タンパク質）と結合することで複合体を形成し，T
細胞活性化のシグナル伝達において重要な役割を果たしているカルシニューリ
ンに結合し，カルシニューリンの活性化を阻害する．これによって，NFATの
脱リン酸化および核内移行が阻害され，IL-2遺伝子のmRNAへの転写阻害を
引き起こすことによって免疫抑制活性を示す．

シクロスポリン[注2]は，脂溶性であり，吸収において胆汁酸を必要とし，個
体間，固体内での変動が大きかったため，従来の製剤を改良するためにマイク
ロエマルジョン化された製剤が開発され，国内の臓器移植において，腎・肝・
心・肺・膵・小腸移植に加えて骨髄移植に対する適応を有している．

タクロリムス[注3]は，新規マクロライド化合物であり，T細胞活性化を選択
的に阻害することにより強力な免疫抑制作用を有することが確認されている．

(2) 投与法と薬物動態

投与法は，移植臓器によって初期量，維持量などが異なる[注4]．いずれも肝代
謝型薬剤であり，肝臓移植後には代謝が大きく変動するため慎重な投与量モニ
タリングが重要である．いずれの薬剤も分子量が大きく，かつ，タンパク結合
率が高いため過量投与した場合であっても透析は有効な除去方法ではない．薬
物動態が個体間および個体内変動が大きいため，TDMによる血中濃度管理が
重要である．吸収率も低く，血中濃度が十分に上昇しない場合などには食前投
与にすることで吸収率があがることがわかっている（表5）．

表5　カルシニューリン阻害薬の薬物動態

	タクロリムス	タクロリムス	シクロスポリン（マイクロエマルジョン製剤）
剤形	カプセル	徐放性カプセル	カプセル
T_{max}（h）	4.2±2.9	3.23±2.39	1.1±0.21
吸収率（%）	20±17.9		38±10
半減期（h）	7.9	36.5	7.4
タンパク結合率（%）	99		＞90
代謝	CYP3A4		CYP3A4
腎排泄率（未変化体）	1%未満		投与量の0.1%

(3) 副作用

最も危惧すべき副作用は，**腎毒性**であり，その予防のためにはTDMによる
血中濃度管理が大切である．急性腎毒性は減量により速やかな改善を認める．
なお，慢性的な腎毒性は不可逆的であるため，カルシニューリン阻害薬の服用
期間を通じて慎重なモニタリングが必要である．また，耐糖能異常も比較的頻
度が高く，副腎皮質ステロイド薬との併用で出現リスクが上昇する．

免疫を抑制することによって生じる副作用としては，感染症がある．そのた
め，通常の感染対策に加えて，ニューモシスチス肺炎などへの感染予防のため
の薬剤や予防接種なども重要である．また，可逆性後白質脳症症候群などの中
枢神経障害が生じることがあるため，全身痙攣や意識消失などの症状が現われ

Word FKBP
FK506結合タンパク質
FK506 binding protein

Word NFAT
活性化T細胞核内因子
nuclear factor of activated T cells

注2：シクロスポリンは，1970年にノルウェー南部の土壌から分離された真菌の一種であるTolypocladium inflatum Gamsの培養液中より得られた．11個のアミノ酸からなる疎水性の環状ポリペプチドである．

注3：タクロリムスは，1984年に筑波山麓の土壌から採取された放線菌Streptomyces tsukubaensisの代謝産物中に発見された．

注4：詳細は，添付文書を確認の上，使用する．

免疫疾患編

Chapter 6　移植医療（臓器移植・造血幹細胞移植）

た場合には，CT や MRI などによる画像診断を行うとともにカルシニューリン阻害薬の減量や中止を考慮する．

タクロリムスに特異的な副作用として，狭心症様胸痛，心電図異常を起こすことがある．その際は心電図，心エコー，胸部 X 線検査などを行い，異常が認められた場合には減量や休薬を考慮する．

（4）TDM

●シクロスポリン

シクロスポリンは，微量で強力な薬効が得られる半面，有効血中濃度域が狭く，厳密な血中濃度管理が求められている．術前から血中濃度モニタリングを行い，移植手術後 1〜2 週間はほぼ毎日，その後は週 2〜3 回，退院後 3 か月目までは月 2 回，3 か月以降は月 1 回程度の頻度で行う．それ以外にもイベント発生時（急性拒絶反応の疑い，併用薬の変更など）には TDM を実施することが望ましい．また，注射剤から経口剤に切替えた場合は，切替え後 12〜24 時間後に TDM を実施する．シクロスポリンの血中濃度が定常状態に達するまでは 3 日ほど要すると考えられが，個体内変動が大きいため切替え後は安定するまで頻回に TDM を行うことが望ましい．

血中濃度測定の意義として，カルシニューリン阻害作用の強さが AUC0-4 と相関を認めることおよび，AUC0-4 や C2 が急性拒絶反応発現率や腎障害などと関係することが報告されている．

目標血中濃度は併用薬や移植された臓器によっても異なるため，移植実施施設のプロトコルを参照する必要がある．ここでは例として，腎移植においてミコフェノール酸モフェチル，副腎皮質ステロイド薬，バシリキシマブを併用した際の目標濃度を示す（表6）.

表6　腎移植におけるシクロスポリン目標血中濃度の例

術後期間	トラフ値（ng/mL）	C2（ng/mL）	AUC0-4（ng・hr/mL）
0〜1 か月	150〜250	1,000〜1,200	3,000〜3,500
1〜3 か月	100〜150	800〜1,000	2,000〜3,000
3 か月以降	＜100	600〜800	1,500〜2,000

腎排泄率は 6 ％程度であるため，腎機能低下時においても減量の必要や TDM の回数を増やす必要はない．肝機能低下時においてはシクロスポリンの代謝が遅れて血中濃度が上昇する可能性があるため，測定頻度を高めることを考慮する．

併用薬の影響としては，薬物代謝酵素 CYP3A4 の競合拮抗を起こす薬剤の併用で血中濃度の上昇，また，CYP3A4 を誘導する薬剤との併用で血中濃度の低下が起こる．さらに，グレープフルーツによる小腸の CYP3A4 阻害作用による血中濃度の上昇，セント・ジョーンズ・ワートによる血中濃度の低下など，飲食物との併用にも注意を要する．

●タクロリムス

タクロリムスは，微量で強力な薬効が得られる半面，有効血中濃度域が狭く，

Word CT
コンピュータ断層診断装置
computed tomography

Word MRI
核磁気共鳴画像法
magnetic resonance imaging

6.1　臓器移植における拒絶反応，移植片対宿主病

厳密な血中濃度管理が求められている．術後1〜2週間はほぼ毎日，その後は週2〜3回，退院後3か月目までは月2回，3か月以降は月1回程度の頻度で行う．それ以外にもイベント発生時（急性拒絶反応の疑い，併用薬の変更など）にはTDMを実施することが望ましい．

　血中濃度測定の意義として，血中濃度と免疫抑制活性が相関しており，効果の指標となる．また，トラフ値が20 ng/mLを越えると副作用発現率が上がるため血中濃度モニタリングが重要である．濃度測定ポイントとしては，AUCが臨床効果に最も関係していると考えられているが，トラフ値のモニタリングで代用は可能である．

　目標血中濃度は併用薬や移植された臓器によって異なるため，移植実施施設のプロトコルを参照する必要がある．ここでは例として，腎臓移植においてミコフェノール酸モフェチル，副腎皮質ステロイド薬，バシリキシマブを併用した際の目標濃度を示す（表7）．

表7　腎移植におけるタクロリムス目標血中濃度の例

術後期間	トラフ値（ng/mL）
0〜1か月	8〜15
1〜3か月	5〜12
3か月以降	5前後

　尿中未変化体排泄率は1%以下であるため，腎機能低下時においても減量の必要やTDMの回数を増やす必要はない．肝機能低下時においてはタクロリムスの代謝が遅れて血中濃度が上昇する可能性があるため，測定頻度を高めることを考慮する．

　併用薬の影響としては，**薬物代謝酵素CYP3A4のおよびAYP3A5によって代謝されるため，それらの代謝酵素を阻害する薬物との併用で血中濃度の上昇**が認められる．また，下痢の発現により，タクロリムスは血中濃度の上昇が報告されているため血中濃度の確認が推奨される．

❹ 細胞増殖シグナル阻害薬

　エベロリムスはシロリムスの誘導体として合成された新規のマクロライド系免疫抑制薬である．カルシニューリン阻害薬（添付文書上はシクロスポリン）および副腎皮質ステロイド薬と併用することにより，拒絶反応抑制効果がある．また，カルシニューリン阻害薬の服用量を減らすことが可能であり，副作用の軽減にもつながる．

（1）特徴

　細胞内結合タンパク質のFKBP12と複合体を形成し，細胞周期のG1期からS期への誘導に関与する主要な調節タンパク質であるmTORに結合して細胞増殖シグナルを阻害することによりT細胞，B細胞の増殖を抑制する．さらに，血管平滑筋細胞の増殖を抑制することで移植臓器の血管病変を抑制する．そのため，心臓移植においては急性拒絶反応の発生抑制のみならず，心臓移植

153

Chapter 6 移植医療（臓器移植・造血幹細胞移植）

後の長期予後に大きく影響する冠動脈閉塞性病変の発生も抑制ができる．

（2）投与法と薬物動態

エベロリムスの吸収は速やかであり，服用後1時間でC_{max}に到達する．80%前後が血球に移行しており，血漿分画中では約70%がタンパク質と結合している．肝臓において代謝され，代謝にはCYP3A4が関わっている．代謝物は免疫抑制活性を示さず，主に糞便中に排泄される．半減期は25〜43時間である．薬物動態は，併用薬や食事によって影響を受けやすく，高脂肪食摂取下では半減期の延長は認めないもののC_{max}やAUCの低下が認められる．そのため，エベロリムスの体内動態の変動を最小限に抑えるためには，食前・食後・空腹時のいずれか一定の条件で服用することが望ましい．投与方法は，移植臓器によって初期量，維持量などが異なる．

（3）副作用

副作用としては，白血球減少や血小板減少，貧血，下痢，脂質異常症などの頻度が高い．しかし，臨床の現場では，口内炎によるQOL低下や創傷治癒不良などによる手術創の創傷遅延が問題になることがある．

Word QOL
生活の質
quality of life

（4）TDM

エベロリムスは，微量で強力な薬効が得られる半面，有効血中濃度域が狭く，厳密な血中濃度管理が求められている．半減期が長く，血中濃度が定常状態に達するまでに4〜7日かかるため，初回の投与開始から1週間を目安に血中濃度測定を開始する．その後1か月間は週1回程度，それ以降，2〜6か月間は2週間に1回，6〜12か月は月1回，12か月以降は2か月に1回程度の頻度でTDMを行う．それ以外にもイベント発生時（急性拒絶反応の疑い，併用薬の変更など）にはTDMを実施することが望ましい．

血中濃度測定の意義として，血中濃度と拒絶反応発現率，副作用発現率に相関を認めている．心臓移植患者ではAUCとトラフ値に良好な相関を認めているが，腎臓移植患者ではエビデンスが不十分である．しかし，いずれの場合も実臨床ではトラフ値での評価を行うことが多い．

目標血中濃度は併用薬や移植臓器によって異なるため移植実施施設のプロトコルを参照する必要がある．一般的にシクロスポリンとの併用時はトラフと3.0〜8.0 ng/mLを目標とし[注5]，トラフ値で8.0 ng/mLを超えないことが望ましいと考えられている．

注5：添付文書上ではエベロリムスとタクロリムスの併用における安全性と有効性の検討が十分になされていないため，シクロスポリンと併用することとの記載があるが，臨床の現場ではタクロリムスと併用されることもある．

尿中未変化体排泄率は2〜5%以下であるため，腎機能低下時においても減量の必要やTDMの回数を増やす必要はない．肝機能低下時においては，本剤の代謝が遅れて血中濃度が上昇する可能性があるため，測定頻度を高めることを考慮する．

併用薬の影響としては，薬物代謝酵素CYP3A4およびP糖タンパク質（P-gp）の基質であるため，CYP3A4やP-gpの阻害薬を併用した場合に本剤の血中濃度が上昇する．なお，CYP3A4誘導薬剤と併用することで本剤の代謝が促進され血中濃度が低下するため，TDMによる投与量の調整が必要である．

Word CYP
代謝酵素チトクローム P450
Cytochrome P450

Word P-gp
P糖タンパク質
P-glycoprotein

⑤ リンパ球増殖抑制薬

グスペリムス[注6] は，当初，抗腫瘍効果を示すことが見出されていたが，その後の研究から強力な免疫抑制効果を示すことが明らかにされ腎臓移植後の拒絶反応治療薬として開発，発売された．

2次細胞傷害性Tリンパ球（2次CTL）誘導において，CTL前駆細胞からCTLへの成熟過程の後期，CTLからCTLエフェクター細胞への増殖および分化を阻害する．それにより急性拒絶反応の進行を阻害していると推定される．また，活性型Bリンパ球に直接作用し抗体産生能を抑制する．

静脈内投与終了直後にC_{max}になり，その後は多くが肝臓で代謝される．尿中排泄率は未変化体が約10％前後，代謝物を併せて約70％であり主に尿中から排泄される．

拒絶反応発生時の投与方法は，成人には3～5 mg/kg/日を1日1回3時間かけて7日間投与するが，患者の状態に応じて10日間までは投与可能である．副作用として，骨髄抑制による貧血，白血球減少，血小板減少には注意が必要である．

⑥ 生物学的製剤

（1）抗ヒト胸腺細胞グロブリン

サイモグロブリンは，ヒト胸腺細胞を抗原とし，ウサギに免疫して得られた免疫グロブリンG（IgG）を有効成分とする免疫抑制薬である．本剤は，主にヒトT細胞に細胞傷害性を示すポリクローナル抗体である．特に，T細胞表面抗原（CD2，CD3，CD4，CD5，CD7，CD8，CD25，TCR$\alpha\beta$），白血球表面抗原（CD11a）に対し強い親和性を示し，これらの抗原に結合して，主にT細胞の傷害作用を引き起こすと考えられる．

移植領域では造血幹細胞移植の前治療，造血幹細胞移植後の急性移植片対宿主病，腎臓移植，肝臓移植，心臓移植，肺移植，膵臓移植，小腸移植後の急性拒絶反応の治療に適応を有している．投与方法は，移植される臓器や目的に応じて異なる．

副作用としては，発熱が約90％，熱感が約70％に認められる．他には白血球減少，CRP増加，好中球減少はいずれも50％を超える高頻度で発現する．なお，発熱や熱感は副腎皮質ステロイド薬や解熱剤，抗ヒスタミン薬による前処置を行うことで軽減できる．

（2）抗CD25モノクローナル抗体

バシリキシマブは，活性化T細胞表面に選択的に発現するIL-2受容体α鎖（CD25）に対して特異的な親和性を有し，IL-2の受容体への結合を阻害する．その結果，IL-2受容体を介したT細胞の活性化および増殖を抑制し，腎臓移植後に発現する急性拒絶反応を抑制する．投与により，拒絶反応の発生率の減少，生着率の改善が得られるとともに，併用薬剤の減量が可能となる．

投与方法は40 mgを総用量とし，20 mgずつ2回に分けて，静脈内に注射する．初回投与は移植術前2時間以内に，2回目の投与は移植手術4日後に行

注6：グスペリムスは Bacillus lateroporus の培養ろ液中より単離されたスパガリンの15位の水素基が脱離した化合物である．

Word CTL
細胞傷害性T細胞
cytotoxic T lymphocyte

Word Ig
イムノ（免疫）グロブリン
immunoglobulin

Word CD
cluster of differentiation

Word TCR
T細胞受容体
T cell receptor

Chapter 6 移植医療（臓器移植・造血幹細胞移植）

う．主な副作用は発熱，サイトメガロウイルス感染，耳鼻咽頭炎，検査値異常である．

薬物療法

❶ 予防法

造血幹細胞移植はもちろん臓器移植においても移植臓器によって，保険適用が認められている薬剤は異なる．そのため，下記には一般的な使用薬剤を示すが，特定の移植を設定したものではないため，実際の臨床現場では症例ごと，移植内容ごとに保険適用の有無を確認する必要がある．

(1) 移植前〜移植当日

臓器移植の場合，移植数日前より副腎皮質ステロイド薬，ミコフェノール酸モフェチル，カルシニューリン阻害薬の投与を開始する．移植2時間前より抗CD25モノクロナール抗体を投与する．

造血幹細胞移植の場合は，移植前処置として移植1週間前から大量の抗悪性腫瘍薬の投与や全身放射線療法を行う．目的としては，腫瘍細胞を減らし病気の再発を防ぐこと，ドナーの造血幹細胞が生着できるよう患者の免疫を抑制することである．また，移植前に最長4日間抗ヒト胸腺細胞グロブリンを投与する．

(2) 移植当日〜移植1週間

移植後よりシクロスポリン注射製剤の投与を開始する．また，移植翌日より内服可能になった場合は副腎皮質ステロイド薬，ミコフェノール酸モフェチルの併用を開始し免疫抑制を行う．術後4日目には再度，抗CD25モノクロナール抗体を投与する．

造血幹細胞移植の場合は上記に加えてメトトレキサートを移植1，3，6，11日目に投与する．

(3) 移植1週間〜4週間

カルシニューリン阻害薬の投与量を調整するとともに副腎皮質ステロイド薬，ミコフェノール酸モフェチルの投与量を減量していく．臓器移植の場合は，患者の術後の傷の状態を確認しつつエベロリムスの併用を開始する．また，各薬剤の副作用予防としてプロトンポンプ阻害薬やビスホスホネート製剤，感染症予防薬の投与を開始する．

(4) 移植4週間〜3か月

多くの患者で退院後の生活となる．カルシニューリン阻害薬，副腎皮質ステロイド薬，ミコフェノール酸モフェチル，エベロリムスおよび副作用予防薬を併用しつつ数週間に1回程度外来受診とし，TDMおよび経過観察を行う．

(5) 移植後3か月以降

数か月ごとの外来受診となり経過観察期となる．臓器移植患者においては一生，免疫抑制薬を服用する必要がある．造血幹細胞移植患者においては，カルシニューリン阻害薬を移植半年〜1年後に，副腎皮質ステロイド薬とミコフェノール酸モフェチルは数十日後に服用終了となる．

6.1 臓器移植における拒絶反応，移植片対宿主病

処方例

50歳男性，60 kg，生体間腎移植を施行

移植後1週間目に，①～⑤を併用処方する.

①プレドニゾロン（5 mg）1回4錠 1日1回

②ミコフェノール酸モフェチル（250 mg）1回4カプセル 1日2回

③徐放性タクロリムス（5 mg） 1回2カプセル 1日1回

④ランソプラゾール口腔内崩壊錠（15 mg） 1回1錠 1日1回

⑤アレンドロン酸ナトリウム（35 mg） 1回1錠 週1回 起床時

商品名

プレドニゾロン：プレドニン

ミコフェノール酸モフェチル：セルセプト

徐放性タクロリムス：グラセプター

ランソプラゾール：タケプロン

アレンドロン酸：ボナロン

処方解説◆評価のポイント

■処方目的

　処方薬①②③：免疫の抑制による移植腎臓器の生着を図る

　処方薬④⑤：副腎皮質ステロイド薬の副作用（消化管潰瘍，骨粗鬆症）予防

■主な禁忌症

　処方薬①：有効な抗菌薬の存在しない感染症・全身の真菌症，消化性潰瘍，精神病，結核性疾患，単純疱疹性角膜炎，後嚢白内障，緑内障，高血圧症，電解質異常，血栓症，最近行った内臓の手術創がある，急性心筋梗塞既往

　処方薬②：生ワクチン接種

　処方薬③：シクロスポリンまたはボセンタン投与中，カリウム保持性利尿薬投与中，生ワクチン接種

　処方薬④：アタザナビル，リルピビリン投与中

　処方薬⑤：食道狭窄またはアカラシア（食道弛緩不能症）などの食道通過を遅延させる障害，30分以上上体を起こしていることや立っていることのできない，他のビスホスホネート系薬剤に対し過敏症の既往歴，低カルシウム血症

■効果のモニタリングポイント

　処方薬①②③：拒絶反応の有無

　処方薬②③：TDMを施行し，有効血中濃度域を保たれているか確認する[※1]

　処方薬④：消化性潰瘍発症抑制

　処方薬⑤：骨粗鬆症発症抑制

■副作用のモニタリングポイント

　処方薬①：感染症，骨粗鬆症，消化性潰瘍，ステロイド糖尿病，脂質異常，B型肝炎の再燃など

　処方薬②：感染症，進行性多巣性白質脳症，腎機能障害，肝機能障害，下痢など

　処方薬③：感染症，腎機能障害，肝機能障害，悪心・嘔吐，代謝異常（高カリウム血症，高カルシウム血症など）など

　処方薬④：下痢，腹痛，めまい，頭痛，骨量の低下など

　処方薬⑤：食道穿孔などの消化管症状，顎骨壊死など

▶▶▶留意事項

※1 併用薬が変更になった際には注意が必要.

Chapter 6　移植医療（臓器移植・造血幹細胞移植）

処方例

移植後2週間目に，①〜⑨を併用処方する．
①プレドニゾロン（5 mg）　1回2錠　1日1回
②ミコフェノール酸モフェチル（250 mg）　1回3カプセル　1日2回
③徐放性タクロリムス（5 mg）　1回1カプセル　1日1回
④徐放性タクロリムス（1 mg）　1回3カプセル　1日1回
⑤ランソプラゾール口腔内崩壊錠（15 mg）　1回1錠　1日1回
⑥アレンドロン酸ナトリウム（35 mg）　1回1錠　週1回　起床時
⑦エベロリムス（0.75 mg）　1回1錠　1日2回
⑧カンデサルタンシレキセチル（4 mg）　1回1錠　1日1回
⑨スルファメトキサゾール／トリメトプリム配合薬　1回2錠　週3回

商品名
プレドニゾロン：プレドニン
ミコフェノール酸モフェチル：セルセプト
徐放性タクロリムス：グラセプター
ランソプラゾール：タケプロン
アレンドロン酸：ボナロン
エベロリムス：サーティカン
カンデサルタン：ブロプレス
スルファメトキサゾール／トリメトプリム配合薬：バクタ

処方解説◆評価のポイント

■処方目的
処方薬①②③④⑤⑥：前述と同じ
処方薬⑦：免疫を抑制し移植臓器の生着を図る．
処方薬⑧：カルシニューリン阻害薬による高血圧のコントロールおよび腎保護作用
処方薬⑨：免疫抑制状態におけるニューモシスチス肺炎予防

■主な禁忌症
処方薬①②③④⑤⑥：前述と同じ
処方薬⑦：妊娠または妊娠の可能性
処方薬⑧：妊娠または妊娠の可能性，アリスキレンを投与中の糖尿病
処方薬⑨：サルファ剤に対し過敏症既往歴，妊婦または妊娠の可能性，グルコース-6-リン酸脱水素酵素（G-6-PD）欠乏

■効果のモニタリングポイント
処方薬①②③④⑤⑥：前述と同じ
処方薬⑦：上記の処方薬①〜③と同様
処方薬⑧：血圧コントロール
処方薬⑨：ニューモシスチス肺炎未発症

■副作用のモニタリングポイント
処方薬①②③④⑤⑥：前述と同じ
処方薬⑦：下痢，口内炎，脂質代謝異常[*1] など
処方薬⑧：急性腎不全，高カリウム血症[*2] など
処方薬⑨：発疹・皮疹など

▶▶▶留意事項
*1 下痢によりタクロリムスの血中濃度上昇の可能性があるため，本剤およびカルシニューリン阻害薬のTDMの実施，投与量の調整が必要．
*2 カリウム値のモニタリングが必要．

158

6.1　臓器移植における拒絶反応，移植片対宿主病

処方例

移植後4週間目に，①〜⑨を併用処方する．
①プレドニゾロン（5 mg）　1回1錠　1日1回　1日おき
②ミコフェノール酸モフェチル（250 mg）　1回2カプセル　1日2回
③徐放性タクロリムス（5 mg）　1回1カプセル　1日1回
④ランソプラゾールOD錠（15 mg）　1回1錠　1日1回
⑤アレンドロン酸ナトリウム（35 mg）　1回1錠　週1回　起床時
⑥エベロリムス（0.5 mg）　1回1錠　1日2回
⑦カンデサルタンシレキセチル（4 mg）　1回1錠　1日1回
⑧スルファメトキサゾール／トリメトプリム配合薬　1回2錠　週3回
⑨オメガ-3脂肪酸エチル粒状カプセル　1回1包　1日1回　食直後

商品名

プレドニゾロン：プレドニン
ミコフェノール酸モフェチル：セルセプト
徐放性タクロリムス：グラセプター
ランソプラゾール：タケプロン
アレンドロン酸：ボナロン
エベロリムス：サーティカン
カンデサルタン：ブロプレス
スルファメトキサゾール／トリメトプリム配合薬：バクタ
オメガ-3脂肪酸エチル：ロトリガ

処方解説◆評価のポイント

■**処方目的**
　処方薬①②③④⑤⑥⑦⑧：前述と同じ
　処方薬⑨：エベロリムスの副作用である高脂血症，高トリグリセリド血症の改善
■**主な禁忌症**
　処方薬①②③④⑤⑥⑦⑧：前述と同じ
　処方薬⑨：出血
■**効果のモニタリングポイント**
　処方薬①②③④⑤⑥⑦⑧：前述と同じ
　処方薬⑨：高脂血症，高トリグリセリド血症の発生抑制
■**副作用のモニタリングポイント**
　処方薬①②③④⑤⑥⑦⑧：前述と同じ
　処方薬⑨：下痢など

❷ 治療法

（1）急性拒絶反応・急性GVHDの治療

（a）一次（初期）治療

　急性GVHD予防法を考慮する必要はあるものの，標準的な初期治療薬は副腎皮質ステロイド薬であり，メチルプレドニゾロンが用いられる．副腎皮質ステロイド薬を予防薬としてすでに投与している場合，増量あるいは二次治療への移行が推奨される．

・メチルプレドニゾロン：2 mg/kg/日を点滴静注

あるいは

・プレドニゾロン：2.5 mg/kg/日　1日2回に分けて服用

（b）二次治療

　標準治療開始3日目以降の悪化や，標準治療開始5日目の時点で改善が認められない場合に二次治療を考慮する．二次治療として，ステロイドパルス療法や抗ヒト胸腺細胞ウサギ免疫グロブリンの点滴静注などを行う．

・ステロイドパルス療法
　メチルプレドニゾロン：中等量（2〜4 mg/kg）または大量（10〜20 mg/kg）を3〜5日間投与
・抗ヒト胸腺細胞ウサギ免疫グロブリン（ATG）：2.5〜3.75 mg/kg/日

免疫疾患編

159

Chapter 6　移植医療（臓器移植・造血幹細胞移植）

1日1回点滴静注

(2) 慢性 GVHD の治療

全身療法として一次治療，抵抗性を示した場合の二次治療および局所療法・支持療法に分けられる．

(a) 一次治療

カルシニューリン阻害薬維持療法中であれば副腎皮質ステロイド薬による治療が標準的である．しかし，カルシニューリン阻害薬を減量中に発症した場合，まずは増量を優先する．

・副腎皮質ステロイド薬

プレドニゾロン：1 mg/kg/日　最低2週間投与

6か月かけて徐々に減量していき，隔日投与を目標とする．すべての可逆性病変が消失したのを確認した後，さらに減量を開始し，約10か月かけて減量・中止する．

・カルシニューリン阻害薬

シクロスポリン：4〜6 mg/kg/日

タクロリムス：0.09〜0.12 mg/kg/日

血中濃度や有害事象を考慮して連日投与する．減量・中止は原則として副腎皮質ステロイド薬を中止した後に行う．

(b) 二次治療

一次治療であるプレドニゾロン1 mg/kg/日を2週間投与しても増悪する場合，あるいは4〜8週間0.5 mg/kg/日以上のプレドニゾロンを継続したにも関わらず改善しない場合，または症状再燃のためプレドニゾロンを0.5 mg/kg未満にできない場合が適応となる．標準的な治療法は確立されておらず，日本で保険適用のある薬剤は限られている．ステロイドパルス療法やミコフェノール酸モフェチルなどの投与を行うが，明らかに優れた治療法は確立されていない．

(c) 局所療法・支持療法

慢性 GVHD における主な病変と局所療法および支持療法を以下に示す．

表8　慢性 GVHD の局所療法・支持療法

主な病変	局所療法・支持療法
皮膚病変	・過度な日光暴露を避ける ・日焼け止めクリームや衣服による防護が推奨される
口腔病変	・虫歯や歯槽膿漏の予防 ・局所病変に対しては副腎皮質ステロイド薬塗布あるいは副腎皮質ステロイド薬含嗽水によるうがいの実施
眼病変	・人工涙液点眼による角膜保護，中等症以上にはシクロスポリン点眼の使用を考慮する
消化管病変	・慢性 GVHD における下痢は膵酵素の外分泌能低下がみられ，膵酵素補充療法が有効な場合がある

慢性 GVHD は免疫抑制薬の投与の必要がなく治癒する割合が 3 割程度である．一方で 3 割は何らかの免疫抑制療法が継続されることとなる．

服薬指導

❶ 感染症の予防を心がかる

免疫抑制薬を服用中は感染症にかかりやすくなるため，注意が必要である．帰宅時，食事前の手洗いうがいの励行，人ごみは避ける，マスクを着用するなど日常生活でも感染予防を心がける．

❷ 服用時間を守る

食事による吸収率の変動などがあるため，必ず指示された服用時間に服用する．ただし，万が一服用し忘れた場合には，その時点での服用が必要な場合もあるため医師，薬剤師にすぐに相談する．

❸ 自己判断の服薬中止は決して行わない

臓器移植においては，免疫抑制薬を一生服用する必要があり，長期にわたり服用することでコンプライアンスが低下することがある．免疫抑制薬の服用をやめてしまうことは，拒絶反応へと繋がる大変危険な行為であるため，かならず医師の指示通りに服用し，自己判断での服薬の中止は決して行わない．

❹ 市販薬を購入する場合でも免疫抑制薬を服用中であることを伝える

免疫抑制薬は相互作用が非常に多く，市販薬であっても免疫抑制薬の血中濃度を変動させる可能性があるため，薬局の薬剤師に服用薬剤を伝えて相互作用の確認をしてもらう，もしくは病院に連絡し相互作用の確認を行った上で市販薬を服用する．なお，他院にかかる際にはお薬手帳などを活用して現在服用している薬剤の内容を正確に伝える．

❺ 外来受診時に薬物血中濃度を確認する場合，当日の免疫抑制薬服用の有無を確認する

外来受診時に血中濃度の確認を行う場合は多くの場合でトラフ値の測定を行うため，受診当日は免疫抑制薬を服用せずに受診してもらうことが多い．しかし，場合によってはピーク値の確認などを行う可能性もあるため，外来受診日当日の免疫抑制薬服用の有無については確認する．

参考文献一覧

呼吸器疾患 編

■ Chapter 1
日本アレルギー学会 喘息ガイドライン専門部会 監修，喘息予防・管理ガイドライン 2015，協和企画，2015

泉孝英 監修，浅本仁 著，気管支喘息へのアプローチ 喘息と共に快適に生きる，先端医学社，2012

浦部昌夫 著，今日の処方 改訂第 5 版，南江堂，2015

■ Chapter 2
日本呼吸器学会 COPD ガイドライン第 4 版作成員会 編，COPD（慢性閉塞性肺疾患）診断と治療のためのガイドライン第 4 版，メディカルレビュー社，2013

坂野昌志 編，病気と薬パーフェクト BOOK2010，南山堂，2010

松岡健 編，呼吸器疾患ガイドライン─最新の診療指針─改訂版，総合医学社，2009

山口徹・北原光夫 監修，今日の治療指針，慢性閉塞性肺疾患，p.310-315，医学書院，2015

■ Chapter 3
日本循環器学会，日本肺癌学会，日本癌学会，日本呼吸器学会，禁煙治療のための標準手順書第 6 版，2014

山口徹，北原光夫監修，今日の治療指針 2015 年版，医学書院，2015

■ Chapter 4
日本呼吸器学会びまん性肺疾患診断・治療ガイドライン作成委員会 編，特発性間質性肺炎の診断・治療ガイドライン改訂第 2 版，2011

山口徹・北原光夫 監修，今日の治療指針 2015 年版，医学書院，2015

松岡健 編，呼吸器疾患ガイドライン─最新の診療指針─改訂版，総合医学社，2009

そのほか，各種医薬品添付文書・インタビューフォームなど

免疫疾患 編

■ Chapter 1
海老澤元宏・伊藤浩明・藤澤隆夫 監修，食物アレルギー診療ガイドライン 2016，協和企画，2016

厚生労働省難治性疾患研究班・新生児 - 乳児アレルギー疾患研究会・日本小児栄養消化器肝臓病学会ワーキンググループ作成，新生児 ‐ 乳児消化管アレルギー（新生児 ‐ 乳児食物蛋白誘発胃腸炎）診断治療指針（2016 年 1 月 12 日改訂），2016

■ Chapter 2
福田健 編，総合アレルギー学（改訂 2 版），南江堂，2010

日本アレルギー学会 監修，Anaphylaxis 対策特別委員会 編，アナフィラキシーガイドライン，日本アレルギー学会，2014

山口徹・北原光夫 監修，今日の治療指針 2015 年版，医学書院，2015

■ Chapter 3.1
橋本博史 著，全身性エリテマトーデス臨床マニュアル（第 3 版），日本医事新報社，2017

難病情報センターホームページ，全身性エリテマトーデス（SLE）（指定難病 49），http://www.nanbyou.or.jp/entry/215，2017.5.3

■ Chapter 3.2
強皮症・皮膚線維化疾患の診断基準・重症度分類・診療ガイドライン作成委員会 編，全身性強皮症・限局性強皮症・好酸
球筋膜炎硬化性萎縮苔癬 診断基準・重症度分類療ガイドラン，2016
難病情報センターホームページ，全身性強皮症（指定難病51），http://www.nanbyou.or.jp/entry/4027，2017.5.3

■ Chapter 3.3
自己免疫疾患に関する調査研究班　多発性筋炎・皮膚筋炎分科会 編，多発性筋炎・皮膚筋炎治療ガイドライン，診断と治
療社，2015
難病情報センターホームページ，皮膚筋炎／多発性筋炎（指定難病50），http://www.nanbyou.or.jp/entry/4080，
2017.5.3

■ Chapter 4.1
多発性硬化症治療ガイドライン作成員会 編，多発性硬化症治療ガイドライン 2010，医学書院，2010
日本神経治療学会ホームページ，多発性硬化症追加情報 2012・2013，https://www.jsnt.gr.jp/guideline/tahatsu.html，
2017.5.3
難病情報センターホームページ，多発性硬化症／視神経脊髄炎（指定難病13），http://www.nanbyou.or.jp/entry/3807，
2017.5.3

■ Chater 4.2
ITP 治療の参照ガイド作成委員会 著，成人特発性血小板減少性紫斑病治療の参照ガイド 2012 年版，2012
難病情報センターホームページ，特発性血小板減少性紫斑病（指定難病63），http://www.nanbyou.or.jp/entry/303，
2017.5.3 参照

■ Chapter 4.3
日本シェーグレン症候群学会 編，シェーグレン症候群の診断と治療マニュアル（改訂第2版），診断と治療社，2014
難病情報センターホームページ，シェーグレン症候群（指定難病53），http://www.nanbyou.or.jp/entry/267，2017.5.3

■ Chapter 5
ベーチェット病眼病変診療ガイドライン作成委員会 著，behcet 病（ベーチェット病）眼病変診療ガイドライン，日本眼科
学会，2012
難病情報センターホームページ，ベーチェット病（指定難病56），http://www.nanbyou.or.jp/entry/330，2017.5.3

■ Chapter 6
寺岡慧 監修，臓器移植とそのコーディネーション 基礎から応用まで，日本医学館，2015
日本 TDM 学会・日本移植学会 編，免疫抑制薬 TDM 標準化ガイドライン［臓器移植編］2014，金原出版株式会社，2014
日本造血細胞移植学会ガイドライン委員会 編，造血細胞移植ガイドライン（第3巻），2014
豊嶋崇徳 編，インフォームドコンセントのための図説シリーズ GVHD（移植片対宿主病）と造血細胞移植，医薬ジャー
ナル社，2014

そのほか，各種医薬品添付文書・インタビューフォームなど

索　引

和文

あ

アクアポリン4抗体　104
アクリジニウム　39
アザチオプリン　56, 85, 101, 109, 149
アスピリン喘息　4, 29
アゼラスチン　15
アダリムマブ　135
アトピー性皮膚炎　62
アドレナリン　74
アドレナリン0.1%皮下注射　26
アドレナリン自己注射薬　76
アナフィラキシー　70
アナフィラキシー救急処置ガイドライン　73
アナフィラキシーショック　70
アフェレーシス療法　83
アミノ酸インバランス　37
アミノ酸乳　68
アメリカリウマチ学会　81, 93
アルキル化薬　84
アレルギー状態の評価　7
アレルゲン特異的リンパ球刺激試験　65
アレルゲンによる免疫療法　15
アンジオテンシン変換酵素阻害薬　95
安定期の管理　41
アンブロキソール　40

い

息切れスケール　34
移植医療　139
一次進行型　107
イプラトロピウム　26, 39
インダカテロール　39
インターフェロンβ製剤　109
インフリキシマブ　135
インフルエンザ様症状　109
インフルエンザワクチン　33, 55

う

ウートフ徴候　105
ウメクリジニウム　39
運動誘発性喘息　5, 29
運動療法　37

え

栄養管理　37
エトドラク　86
エピネフリン　74
エピペン　77
エベロリムス　153
エルトロンボパグ　117
エンドキサンパルス療法　84, 94
エンドセリン受容体拮抗薬　95
円板状皮疹　80

お

オキシトロピウム　39
オザグレル　15
オープンマウス法　22
オマリズマブ　15

か

加圧式定量噴霧式吸入器　22
外陰部潰瘍　130
喀痰調整薬　40
加水分解乳　68
活動性指標　124
カルシニューリン阻害薬　56, 85, 150
カルボシステイン　40
眼乾燥治療薬　125
間質性肺炎　53, 92
患者教育　13, 45
乾性咳嗽　54

き

気管支拡張薬　38
気管支喘息　2
気管支喘息の診断指標　11
気管支喘息発症の危険因子　5
気腫性病変　32

　

喫煙　46
気道炎症　3, 6
気道可逆性検査　10
気道確保　76
気道過敏症　3, 10
気道狭窄　3
気道潤滑去痰薬　41
気道粘膜液調整・粘膜正常化薬　40
気道分泌細胞正常化薬　41
急性GVHD　147, 159
急性拒絶反応　159
急性増悪　24
吸入LABA　17
吸入SABA　24
吸入ステロイド薬　4, 38
強皮症　91
拒絶反応　144, 146
禁煙　35, 36
禁煙指導　52
禁煙治療の対象　48
禁煙補助薬　49

く

空間的多発性の証明　106
グスペリムス　154
口すぼめ呼吸　37
グラチラマー　110
グリコピロニウム　39
クローズドマウス法　22
グロブリン大量療法　116
クロモグリク酸　15

け

血圧低下　71
血液凝固検査　114
血液浄化療法　107
血管（型）ベーチェット病　129, 136
血球成分除去療法　83
血漿交換療法　83

こ

抗CD25モノクローナル抗体　155
抗IgE抗体製剤　15

抗 Jo-1 抗体　99
抗 RNA ポリメラーゼⅢ抗体　92
抗 Sm 抗体　81
抗 SS-A/Ro 抗体　121, 123
抗 SS-B/La 抗体　121, 123
交感神経 β_2 受容体刺激薬　13
口腔アレルギー症候群　63
口腔乾燥症状改善薬　125
膠原病　78
抗コリン薬　14, 38
抗線維化薬　56
抗セントロメア抗体　92
拘束性障害　8
抗トポイソメラーゼⅠ抗体　92
抗二本鎖 DNA 抗体　81
抗ヒト TNF-α モノクローナル抗体製
　剤　135
抗ヒト胸腺細胞グロブリン　155
呼吸機能の評価　7
呼吸困難　71
呼吸商　37
呼吸リハビリテーション　37
骨髄抑制　84
ゴットロン丘疹　99
ゴットロン徴候　99
コリン作動薬　126
コルヒチン　134

さ

再発寛解型　107
再発性アフタ性潰瘍　130
細胞外液補充液　75
細胞増殖シグナル阻害薬　153
細胞内シグナル伝達阻害薬　85
サイモグロブリン　155
サルブタモール　26, 39
酸素吸入　26, 43, 76
酸素療法　38

し

シェーグレン症候群　121
視覚異常　90
時間的多発性の証明　106
ジクアホソル　125
シクレソニド　39
シクロオキシゲナーゼ　85
シクロスポリン
　56, 85, 101, 134, 150, 152

シクロホスファミド　84, 94, 109
シクロホスファミド静注パルス療法
　84, 94
自己注射薬　76
視神経脊髄炎　104
疾患修飾療法　95
紫斑　114
出血性膀胱炎　84
主要組織適合遺伝子複合体　145
消化管障害　92
小児気管支喘息　29
除去食療法　67
食物アレルギー　62
食物経口負荷試験　64
食物除去試験　64
ショール徴候　99
シルデナフィル　95
腎クリーゼ　92
神経（型）ベーチェット病　129, 136
人口涙液　125
新生児-乳児消化管アレルギー　62
身体的依存　47
心理的依存　47

す

ステロイドパルス療法
　55, 87, 108, 111, 149
ステロイド離脱症状　89
ステロイド連日静注療法　55
スパイロメトリー　7, 33
スプラタスト　15
スペーサー　22

せ

生活指導　133
喘鳴　4
生理食塩液　75
咳喘息　4
セビメリン　125
セラトロダスト　15
セレコキシブ　86
腺外症状　122
腺症状　122
全身性エリテマトーデス　79
全身性自己免疫疾患　78
喘息死亡率　5
喘息症状　2, 11
喘息日記　30

喘息の発作治療ステップ　25
喘息発作　24
前立腺肥大　14

そ

増悪期の管理　42
臓器移植　139
臓器障害　148
臓器提供意思表示カード　140
臓器特異的自己免疫疾患　78
造血幹細胞移植　139, 141
即時型食物アレルギー　63
ソフトミストインヘラー　24

た

代謝拮抗薬　85, 149
対症療法　95
大豆乳　68
タクロリムス　85, 101, 150, 152
タバコ　32
多発性筋炎　98
多発性硬化症　104
タール　46
短時間作用型（吸入）β_2 受容体刺激薬
　24

ち

チアノーゼ　54
チオトロピウム　14, 39
超音波ネブライザー　24
蝶型紅斑　80
腸管（型）ベーチェット病　129, 136
長期管理薬　16
治療用ミルク　67

つ

ツロブテロール　39

て

ディスコイド疹　80
テオフィリン　14, 38, 39
点状出血　114

と

動脈血酸素分圧　10
動脈血酸素飽和度　10
動脈血炭酸ガス分圧　10
特殊型ベーチェット病　132

特発性間質性肺炎　53
特発性血小板減少性紫斑病　113
ドナー　144
ドライアイ治療薬　125
ドライパウダー吸入器　23
努力呼出曲線　8
努力肺活量　8
トロンボキサン A_2 阻害薬　15

な
ナタリズマブ　110
難治性喘息　4

に
ニコチン　46
ニコチン依存症　46, 47
ニコチン含有製剤　49
ニコチン代替療法　49
二次進行型　107
二相性反応　72
乳酸リンゲル液　75
乳製品　120

は
肺炎球菌ワクチン　37, 55
肺活量　7
肺線維症　92
肺内到達度　18
曝露経路　72
バシリキシマブ　155
ばち状指　54
バレニクリン　51

ひ
ヒアルロン酸　125
非アレルギー性の過敏症　4
皮下出血　114
ピークフロー測定　10
ヒスタミン H_1 受容体拮抗薬　15
非ステロイド性抗炎症薬　85
脾臓摘出療法　116
ヒト白血球抗原　142, 145
ヒト免疫グロブリン大量静注療法　102
ヒドロキシクロロキン　87
ヒドロコルチゾン　26
皮膚筋炎　98
皮膚硬化　91

標準禁煙治療プログラム　48
ピルフェニドン　56
ピロカルピン　126

ふ
フィンゴモリド　110
フェノテロール　26, 39
副交感神経遮断薬　14
腹式呼吸　37
副腎皮質ステロイド薬　14, 55, 68, 75, 83, 94, 101, 108, 117, 126, 134
副腎皮質ステロイド療法　116
ブデソニド　39
ぶどう膜炎　130
フドステイン　41
フマル酸ジメチル　110
フルチカゾン　39
プレドニゾロン　68, 101, 149
プロカテロール　26, 39
プロスタサイクリン　95
プロトンポンプ阻害薬　95
フローボリューム曲線　8

へ
閉塞隅角緑内障　14
閉塞性呼吸器疾患　2
閉塞性障害　8
ベクロメタゾン　39
ベーチェット病　129
ヘリオトロープ疹　99
便粘液細胞診　65

ほ
ホスホジエステラーゼ V 阻害薬　95
ボセンタン　95
発作強度　12
ホルモテロール　39

ま
末梢気道病変　32
末梢血管の循環管理　76
慢性 GVHD　147, 160
慢性閉塞性肺疾患　32

み
ミコフェノール酸モフェチル　149
ミゾリビン　149
ミトキサントロン　109

め
メチルプレドニゾロン　26, 111, 149
メトトレキサート　101, 109
メロキシカム　86
免疫寛容　78
免疫抑制薬　56, 84, 94, 101, 109

も
網膜障害　87
モメタゾン　39

や
薬剤誘発ループス　79

よ
予防　156
ヨーロッパリウマチ学会　93

り
リウマトイド因子　123
リツキシマブ　117
リハビリテーション　101
リモデリング　3, 4
リンパ球増殖抑制薬　155

る
ループス腎炎　80

れ
レイノー現象　80, 92
レシピエント　144
レバミピド　125

ろ
ロイコトリエン受容体拮抗薬　15
労作時の呼吸困難　33
ロミプロスチム　117

数字・欧文
1秒率　8, 33
1秒量　8

Ⅰ型アレルギー　70

ACE 阻害薬　95

索引

ACR 81, 93
ALST 65
anaphylaxis 70
AQP4 104
asthma 2

BCAA 37
Behçet's disease 129

chronic obstructive pulmonary
　disease 32
CIS 107
COPD 32
COPD 増悪の重症度分類 42
COPD の管理目標 35
COPD の病期分類 34
COX 85
CYP1A2 14
CYP2C9 15

dermatomyositis 98
DM 98
DMF 110
DPI 23
DSCG 15

ESSDAI 124
EULAR 93

FDEIA 63
FEV_1 8
$FEV_{1\%}$ 8
food protein-induced enterocolitis
　syndrome 62
FPIES 62

FVC 8

graft versus host disease 144
GVHD 142, 144, 145, 147

$H.pylori$ 除菌 113
H_1 受容体拮抗薬 15, 75
HLA 121, 142, 145
HLA-B51 抗原 129

ICS 4, 14, 17, 38
ICS/LABA 配合薬 17, 18
idiopathic pulmonary 53
idiopathic thrombocytopenic
　purpura 113
IFN-β 製剤 109
IgE 抗体 64, 70
IP 53
IPF 急性増悪 58
ITP 113

LTRA 15

McDonald 診断基準 105
MHC 145
MS 104, 107
multiple sclerosis 104

nicotine dependence 46
NMO 104
NSAIDs 85

OAS 63

$PaCO_2$ 10

PaO_2 10
PDE V 阻害薬 95
PEF 測定 10
PM 98
pMDI 22
polymyositis 98
PPI 95
PP-MS 107

RR-MS 107

SaO_2 10
Sjögren's syndrome 121
SLE 79
SLICC 82
SMART 試験 17
SMART 療法 26
SMI 24
SP-MS 107
SS 121
systemic sclerosis 91
systemin lupuserythematosus 79

TDM 85, 149, 151, 152, 154
TDS 47
Th2 サイトカイン阻害薬 15
TPO 受容体作動薬 116, 117
TXA_2 阻害薬 15

V 徴候 99

$\alpha_4\beta_2$ ニコチン受容体部分作動薬 51
β_2 受容体刺激薬 38, 75

〈監修者・編者略歴〉

厚田幸一郎（あつだ　こういちろう）
1979 年　北里大学薬学部卒業
1981 年　北里大学大学院薬学研究科修士
　　　　課程修了
現　在　北里大学薬学部薬物治療学Ⅰ教
　　　　授，北里大学病院薬剤部長
　　　　医学博士

伊東　明彦（いとう　あきひこ）
1978 年　星薬科大学卒業
現　在　明治薬科大学臨床薬学部門治療
　　　　評価学研究室教授
　　　　薬学博士

尾鳥　勝也（おとり　かつや）
1985 年　北里大学薬学部卒業
現　在　北里大学薬学部薬物治療学Ⅳ教
　　　　授
　　　　北里大学メディカルセンター薬
　　　　剤部長
　　　　博士（臨床薬学）

- 本書の内容に関する質問は，オーム社書籍編集局「（書名を明記）」係宛に，書状また
  は FAX（03-3293-2824），E-mail（shoseki@ohmsha.co.jp）にてお願いします．お
  受けできる質問は本書で紹介した内容に限らせていただきます．なお，電話での質問
  にはお答えできませんので，あらかじめご了承ください．
- 万一，落丁・乱丁の場合は，送料当社負担でお取替えいたします．当社販売課宛にお
  送りください．
- 本書の一部の複写複製を希望される場合は，本書扉裏を参照してください．
  JCOPY ＜（社）出版者著作権管理機構　委託出版物＞

病気と薬物療法
呼吸器疾患／免疫疾患
___

平成 30 年 2 月 25 日　　第 1 版第 1 刷発行

監　　修　厚田幸一郎
編　　者　伊東明彦・尾鳥勝也
発 行 者　村 上 和 夫
発 行 所　株式会社オーム社
　　　　　郵便番号　101-8460
　　　　　東京都千代田区神田錦町 3-1
　　　　　電話　03(3233)0641(代表)
　　　　　URL　http://www.ohmsha.co.jp/
© 伊東明彦・尾鳥勝也 2018
___

組版　新生社　　印刷・製本　三美印刷
ISBN978-4-274-22186-6　Printed in Japan

関連書籍のご案内

創薬科学入門 ― 薬はどのようにつくられる?

久能 祐子　監修／佐藤 健太郎　著　　A5判・208頁・定価(本体2000円【税別】)

創薬のしくみと広がりが楽しく学べる!

主要目次

はじめに
第1章　医薬とは何か
第2章　医薬が世に出るまで
第3章　医薬のベストバランス
第4章　創薬を支える新技術
第5章　天然物からの創薬
第6章　プロセス化学
第7章　抗体医薬とゲノム創薬
第8章　抗生物質と抗ウイルス剤
第9章　高血圧治療薬
第10章　高脂血症治療薬
第11章　変容する抗がん剤の科学
第12章　糖尿病治療へのさまざまなアプローチ
第13章　精神病治療薬
第14章　鎮痛剤
第15章　新薬開発への挑戦

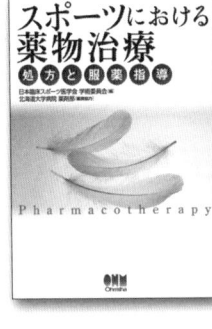

メディカルマスター 解剖学

佐藤 達夫　監修／大谷 修　著
A5判・386頁・定価(本体2400円【税別】)

わかりやすい解剖学の新しいテキスト!

主要目次

第1章　人体の基本構造
第2章　骨格系
第3章　骨格筋系
第4章　循環器系
第5章　神経系
第6章　呼吸器系
第7章　消化器系
第8章　泌尿生殖器系
第9章　感覚器系
第10章　内分泌系
第11章　免疫系

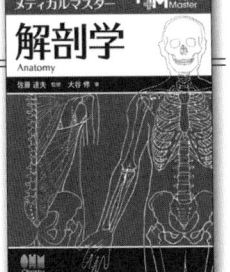

スポーツにおける薬物治療
処方と服薬指導

日本臨床スポーツ医学会 学術委員会　編／北海道大学病院 薬剤部　編集協力
B5判・360頁・定価(本体4900円【税別】)

薬を飲みながらスポーツを行う方への処方・服薬指導のポイントをわかりやすく解説!

主要目次

1編　スポーツと薬
1章　スポーツが薬動態に与える影響
2章　スポーツにおけるドーピング
3章　サプリメントの捉え方

2編　主な疾患治療薬
1章　感染症
2章　循環器疾患
3章　呼吸器疾患
4章　内分泌疾患
5章　代謝疾患
6章　血液疾患
7章　消化器疾患
8章　腎疾患
9章　アレルギー疾患・膠原病
10章　神経・筋疾患
11章　精神疾患
12章　環境因子による疾患
13章　整形外科疾患
14章　皮膚科疾患
15章　婦人科疾患
16章　眼科疾患
17章　耳鼻咽喉科疾患
18章　歯科・口腔外科疾患
19章　腫瘍性疾患

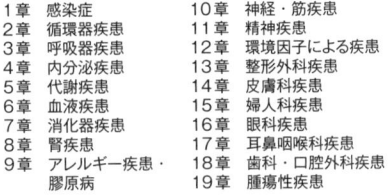

もっと詳しい情報をお届けできます.
◎書店に商品がない場合または直接ご注文の場合も右記宛にご連絡ください。

ホームページ　http://www.ohmsha.co.jp/
TEL／FAX　TEL.03-3233-0643　FAX.03-3233-3440

(定価は変更される場合があります)